中国劳动关系学院 CHINA UNIVERSITY OF LABOR RELATIONS ｜ 学术论丛

棉纺织工人棉尘暴露对肺功能影响的研究

A STUDY ON THE EFFECTS
OF COTTON DUST EXPOSURE ON LUNG FUNCTION
IN COTTON TEXTILE WORKERS

石 晶 著

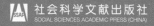

社会科学文献出版社
SOCIAL SCIENCES ACADEMIC PRESS (CHINA)

前　言

随着我国工业化、城镇化、人口老龄化的发展和生态环境、生活行为方式的变化，慢性非传染性疾病已成为居民的主要死亡原因和疾病负担，尤其是伴随工作过程的职业健康问题已经越来越引起社会的广泛关注。根据《中华人民共和国职业病防治法》的规定，卫生行政部门会同国务院劳动保障行政部门于 2002 年 12 月共同发布了《职业病目录》。2013 年，该目录名称变更为《职业病分类和目录》，并将我国法定职业病分为职业性尘肺病及其他呼吸系统疾病、职业性皮肤病、职业性眼病、职业性耳鼻喉口腔疾病、职业性化学中毒、物理因素所致职业病、职业性放射性疾病、职业性传染病、职业性肿瘤、其他职业病 10 大类 132 种。2019 年，国家卫生健康委员会提出了"健康中国"的发展战略，规划推进《健康中国行动（2019～2030 年）》活动，将职业健康保护行动作为重要内容列入健康中国行动中。考虑到我国接触职业病危害因素的人群约 2 亿人，行动主要依据《中华人民共和国职业病防治法》和有关职业病预防控制指南，分别提出劳动者个人、用人单位、政府应采取的举措。

据统计，截至 2022 年 12 月，我国纺织工业从业人数已经达到 1103.2 万人，占全国工业从业人数的 9.6%。庞大的棉纺织工业工人队伍面临的最主要的职业病危害是棉尘病等急慢性肺功能损害。在棉纺织厂中，棉尘及其中包含的内毒素可以引起棉纺织工人的急性呼吸道反应，同时，长期暴露在内毒素下也可能导致棉纺织工人慢性肺功能损失。但是针对暴露所进行的长期跟踪调查研究在国内尚属少数，尤其是针对棉纺织工人所进行的职业暴露对健康影响的长期跟踪研究更少。长期的内毒素暴露以及暴露停止对棉纺织工人慢性肺功能改变的影响及其之间的量化关系尚不明确，棉纺织工人在工作过程中是否存在健康工人效应、其效应强度如何也未见报道。

本研究的研究对象为上海棉纺织厂的 447 名棉纺织工人，以及作为对照组的 472 名丝纺织工人。研究是原上海市纺织局与哈佛大学陈曾熙公共卫生学院（原哈佛大学公共卫生学院）的 David C. Chiristiani 教授于 1981 年合作发起的，是迄今为止国内外已知的对于棉纺织工人肺功能研究跟踪时间最长的调查。研究根据棉尘病发病、发展缓慢且伴随急性呼吸系统症状的特点，希望通过足够长时间的跟踪调查，探索棉纺织工人暴露在棉尘环境中吸入棉尘后，棉尘及其中所含的内毒素对其肺功能产生急慢性改变的影响过程与影响结果，探索内毒素暴露停止后这种影响是否会停止，以及暴露停止后的停止时间对棉纺织工人肺功能产生的影响，希望为研究棉尘及内毒素导致肺功能改变的过程，改善棉纺织工人作业条件以及在职业劳动过程中对棉尘及内毒素危害进行科学监测提供参考。本研究主要针对 1981～2006 年这 25 年的跟踪调查数据进行分析研究，在此期间，以问卷调查和实地环境棉尘与内毒素及工人肺功能测量形式为主的跟踪调查共进行过 6 次，每次调查的时间间隔为 5 年左右。为避免对同一调查对象多次重复测量所带来的数据自相关性，本研究采用广义估计方程（General Estimate Equation，GEE）模型来估计累积内毒素暴露对棉纺织工人慢性肺功能改变所带来的影响，其中包括对 FEV_1（第一秒用力呼气容积）的慢性改变以及对慢性支气管炎、慢性咳嗽、呼吸困难以及棉尘病发病情况的影响。

在对 25 年的跟踪调查数据进行研究后发现，棉纺织工人的长期棉尘及内毒素暴露会对肺功能产生慢性影响，造成肺功能降低。内毒素暴露停止可以使棉纺织工人肺功能下降速度减缓，暴露停止的时间越长，肺功能下降速度越慢。内毒素暴露停止的时间与棉纺织工人 FEV_1 下降呈二次曲线关系，在暴露停止 10 年左右，棉纺织工人肺功能下降速度达到最低值，而对照组丝纺织工人的退休时间与工人 FEV_1 下降则成直线关系。棉纺织工人呼吸系统疾病发病与近 5 年内的内毒素暴露有关系，内毒素暴露越高，工人出现呼吸系统疾病的概率越大。棉纺织工人累积内毒素暴露与工人 FEV_1 的降低之间存在 5～10 年的滞后效应期，而近 5 年的内毒素暴露与工人 FEV_1 降低之间的关系不显著。棉纺织工人在工作过程中存在健康工人效应，肺功能较好、呼吸系统疾病较少的工人更容易继续在棉纺织厂工作。

本书的主要内容为笔者的博士研究成果，研究对肺功能下降水平（肺活量或患病率）和长期棉尘与内毒素暴露之间的关系进行了建模，结果对预测棉尘接触工人职业病患病率和肺功能下降进展有实践意义；研究结果量化了棉尘暴露终止较长时间的棉纺织工人内毒素暴露与肺功能改变的关系，提出了内毒素暴露与棉纺织工人肺功能改变之间存在 5～10 年的滞后效应期，证明了工人在吸入棉尘或者内毒素后急性症状可能会很快显现，但慢性肺功能改变则会较晚发生，且棉尘中的有害物质对肺功能的损害即使在停止吸入后也仍然会存在一段时间；在工人彻底停止接触棉尘（暴露终止）后，随着棉尘暴露终止时间越来越长，棉纺织工人肺活量下降速度会越来越慢，表明棉尘对肺功能影响的程度随着工人不再接触棉尘也在下降；棉纺织工人在内毒素暴露过程中存在的健康工人效应表明可以考虑通过轮岗等制度，避免出现受棉尘影响较大的工人最终由于身体原因离岗；研究尝试了将改进的边缘结构方程应用于长期跟踪职业暴露的研究，探索了职工职业病防治理论研究的新方法。

棉尘病的预防、监督管理和治疗是我国职业病防治工作的重要内容，也是需要持续跟踪调查的重要工作，作为职业安全与职业卫生领域的研究人员，笔者深感责任重大。本研究的过程虽然历时几十年，成为目前跟踪调查时间最长的关于棉尘职业危害的研究，但相关研究结果也只是抛砖引玉，解决涉及庞大工人队伍的职业危害问题还任重道远。由于著者水平有限，本书在编写过程中难免出现疏漏，恳请广大读者批评指正。在此特别感谢中国劳动关系学院对本书编写和出版的大力支持。

石　晶

2023 年 5 月

Introduction

With the development of society and the progress of science and technology, occupational safety and health have attracted more and more attention. According to the law on the prevention and control of occupational diseases, the administrative department of health and the labor and Social Security Department of the State Council jointly issued the catalogue of occupational diseases in December 2002. In 2013, the name of the catalogue was changed to "classification and catalogue of occupational diseases", and the statutory occupational diseases in China were divided into occupational pneumoconiosis and other respiratory diseases, occupational skin diseases, occupational eye diseases, occupational otorhinolaryngology and oral diseases, occupational chemical poisoning, occupational diseases caused by physical factors, occupational radiation diseases, occupational infectious diseases and other occupational diseases. There were 132 kinds of occupational diseases totally. As one of them, cotton dust disease is listed in the category of pneumoconiosis and other respiratory diseases.

Cotton dust exposure is one of the most important points in occupational health as a kind of occupational dust exposure. In cotton textile factory, cotton dust and endotoxin can cause acute respiratory response of cotton textile workers, and long-term exposure to endotoxins may also lead to chronic lung function loss of cotton textile workers. However, the long-term follow-up investigation on exposure is still a few in China. Especially, the long-term follow-up study on the health effects of occupational exposure to cotton textile workers is less. The effect of long-term endotoxin exposure and exposure stop on chronic lung function changes of cotton textile workers and their quantitative relationship are not clear. Whether there is a health worker effect in the process of work is not reported.

The research objects of this study are 447 cotton textile workers in Shanghai cotton textile factory and 472 silk workers as control group. The study was initiated by David C chiristiani, a former professor of Shanghai Textile Bureau and Harvard University School of public health. This is the longest track time known at home and abroad for the study of chronic lung function of cotton textile workers. The research hopes to explore the influence of accumulated endotoxin exposure on the chronic changes of lung function of cotton textile workers through long-term follow-up investigation, and explore the influence of the stop time of endotoxin exposure on the chronic lung function of cotton textile workers, and hope to study the etiology of cotton dust and endotoxin, It can provide reference for improving the working conditions of cotton textile workers and monitoring the harm of cotton dust and endotoxin. The results of this study are based on the statistical analysis of the survey results data with a follow-up survey time of 25 years (1981-2006), and a total of 6 surveys, and the interval of each survey is 5 years. To avoid the autocorrelation caused by repeated measurements of the same subjects, the study used the generalized estimation equation (GEE) model to estimate the effect of accumulated endotoxin exposure on the chronic lung function changes of cotton textile workers, including the chronic changes of FEV_1 (first second forced expiratory volume), chronic bronchitis, chronic cough The effect of dyspnea and the incidence of pneumoconiosis.

There was an approximate 5 year lag period between FEV_1 response and endotoxin exposure for cotton workers. Five-year lagged cumulative endotoxin exposure was negatively associated with change in FEV_1 in cotton workers. Endotoxin exposure in the previous 5 years had larger negative effects on the adjusted odds ratios of byssinosis, chronic bronchitis and chronic cough. The more work-years cotton workers had before the baseline survey, the more FEV_1 loss they had over the subsequent 25 years. Conversely, workers with more work-years before baseline gained more annual FEV_1 after cessation of exposure. Healthy worker effect was observed at baseline and during our follow-up.

The main content of this book is the author's doctoral research achievements. The research models the relationship between the level of decline in lung function (vital capacity or prevalence) and long-term cotton dust and endotoxin exposure. The results have practical significance for predicting the prevalence and progress of occupational diseases among workers exposed to cotton dust; The research results quantified the relationship between endotoxin exposure and lung function changes in cotton textile workers who had been exposed to cotton dust for a sufficient period of time, and proposed a 5-10 year lag effect between endotoxin exposure and lung function changes in cotton textile workers. This proves that acute symptoms may appear quickly after workers inhale cotton dust or endotoxins, but chronic lung function changes occur later, Moreover, the harmful substances in cotton dust can cause damage to lung function even after stopping inhalation for a period of time; After workers completely stop exposure to cotton dust (termination of exposure), as the termination time of cotton dust exposure becomes longer and longer, the decline rate of vital capacity of cotton textile workers will become slower and slower, indicating that the degree of impact of cotton dust on lung function will also decline with workers no longer exposed to cotton dust; The health worker effect of cotton textile workers exposed to endogenous toxins indicates that it is possible to consider adopting a system such as rotation to avoid workers who are greatly affected by cotton dust and ultimately leave due to physical reasons; The study attempted to apply the improved edge structure equation to long-term tracking of occupational exposure and explored new methods for solving theoretical research on occupational disease prevention and control among employees.

目 录
CONTENTS

引　言

　　随着社会的发展和科技的进步，中国的工业水平不断发展，人们的生活水平不断提高，人们对作业场所的安全也越加关注。尤其是近年来，随着职业安全学科的发展和职业健康法律法规的颁布，提升职业安全及健康水平已经成为人们提高生活和工作质量不可或缺的一部分，而职业暴露已经成为影响职业健康的主要因素之一。

　　作为近代工业革命最早发展的棉纺织业，已经有几百年的历史。棉纺织业与农产品种植和机器工业紧密联系的特点，决定了其成为现代工业的中坚力量。明清时期，我国就已经出现棉纺织小作坊。到20世纪，中国已经成为世界棉纺织行业大国，在世界棉纺织行业有着很重要的地位。据中国棉纺织行业协会统计，2020年，我国纺纱设备保有量1.1亿锭、织造设备保有量104万台，分别占全球的50%和45%以上；纤维加工量1727万吨，约占全国纺织行业的30%；纱产量1641万吨、布产量460亿米；纺纱（环锭纺）万锭用工平均为48人，织造

（喷气织机）百台用工平均为 102 人。根据国家统计局数据，2020 年，棉纺织行业规上企业实现营业收入 9679.5 亿元，占全国纺织行业的 21.4%，利润总额 336.5 亿元，占全国纺织行业的 16.3%。2020 年我国棉花行业市场规模达到 1206.3 亿元，2021 年增长至 1750 亿元，同比增长 45%。我国棉花行业相关企业注册量在 2019～2021 年间呈整体上升趋势，2021 年相关企业注册数达到 3553 家，较上一年增加 745 家。2021 年，全国棉花需求量达到 786.8 万吨，在全球需求量 2554.3 万吨中的占比高达 30.8%。中国棉纺织行业协会编制的《棉纺织行业"十四五"发展指导意见》中，棉纺织行业"十四五"时期主要发展目标包括到 2025 年，我国棉纺织行业棉纤维用量将由 2020 年的 600 万吨左右提升到 700 万吨左右。但是，我国棉纺织业飞速发展的背后也表现出让人担忧的一面。与国外先进企业相比，技术装备落后，加上粗放型扩张等，大大阻碍了行业的发展，尤其在棉纺织工人职业安全健康以及暴露防护治理方面，更是有明显的差距。①

　　在棉纺织厂中，棉尘和其中包含的内毒素可以引起棉纺织工人的急性呼吸道反应②，同时，长期暴露在内毒素下也可

---

① 陈佳琪：《试析近代中国棉纺织工业技术进步问题》，《云南大学学报》（社会科学版）2009 年第 3 期；姚穆：《中国棉纺织工业面临的形势与任务》，《棉纺织技术》2009 年第 3 期。

② Wang X. R., Zhang H. X., Sun B. X., et al., "A 20-year Follow-up Study on Shronic Respiratory Effects of Exposure to Cotton Dust," *Eur Respir J*, 2005 (26); Oldenburg M., Latza U., Baur X., "Exposure-response Relationship between Endotoxin Exposure and Lung Function Impairment in Cotton Textile Workers," *Int Arch Occup Environ Health*, （转下页注）

能导致棉纺织工人的慢性肺功能损失[①]。但是针对暴露所进行的长期跟踪调查研究在国内尚属少数。尤其是针对棉纺织工人所进行的职业暴露对健康影响的长期跟踪研究更少。长期的内毒素暴露以及暴露停止对棉纺织工人慢性肺功能改变的影响以及他们之间的关系尚不明确，棉纺织工人在工作过程中是否存在健康工人效应、这种效应的强度为多少也未见报道。因此，非常有必要针对棉纺织工人接触棉尘后的急慢性肺功能变化进行研究，尤其是针对慢性肺功能损失进行长期跟踪调查研究，这对进一步了解棉尘病进展过程，预防棉尘对工人肺功能的急慢性影响，防止职业病的发生有着重要的借鉴意义。

　　本课题来源于哈佛大学 David C. Christiani 教授领导的课题组从 1981 年开始进行的前瞻性队列调查。这一调查是迄今为止国内外已知的对于棉纺织工人慢性肺功能研究的跟踪时间最长的调查之一。该研究希望通过长时间的跟踪调查，探索棉纺

（接上页注②）2007（8）；Wang X. R.，Zhang H. X.，Sun B. X.，et al.，"Cross-shift Airway Responses and Long-term Decline in FEV1 in Cotton Textile Workers," *Am J Respir Crit Care Med*，2008（177）；陈佳琪：《试析近代中国棉纺织工业技术进步问题》，《云南大学学报》（社会科学版）2009 年第 3 期；姚穆：《中国棉纺织工业面临的形势与任务》，《棉纺织技术》2009 年第 3 期；黄丽蓉、杨丽文、郑洁萍：《94 例棉尘作业女工肺通气功能测定分析》，《中国职业医学》2000 年第 3 期。

① Wang X. R.，Zhang H. X.，Sun B. X.，et al.，"A 20-year Follow-up Study on Shronic Respiratory Effects of Exposure to Cotton Dust," *Eur Respir J*，2005（26）；Oldenburg M.，Latza U.，Baur X.，"Exposure-response Relationship between Endotoxin Exposure and Lung Function Impairment in Cotton Textile Workers," *Int Arch Occup Environ Health*，2007（8）；Wang X. R.，Zhang H. X.，Sun B. X.，et al.，"Cross-shift Airway Responses and Long-term Decline in FEV1 in Cotton Textile Workers," *Am J Respir Crit Care Med*，2008（177）．

织工人累积内毒素暴露对其肺功能慢性改变的影响，探索内毒素暴露停止时间对棉纺织工人慢性肺功能的影响，希望为棉尘及内毒素病因学研究，为日后改善棉纺织工人作业条件以及对棉尘和内毒素危害的监测提供参考。

1 棉纺织工人棉尘暴露对肺功能影响的研究现状

1.1 尘肺的致病因素研究现状

1.1.1 职业病

我国在 2001 年 10 月制定了第一部有关职业病防治的法律《中华人民共和国职业病防治法》（以下简称《职业病防治法》），并在国家发展过程中不断探索进行完善，2018 年 12 月，根据第十三届全国人民代表大会常务委员会第七次会议《关于修改〈中华人民共和国劳动法〉等七部法律的决定》，《职业病防治法》进行了第四次修改。《职业病防治法》规定，职业病是指企业、事业单位和个体经济组织等用人单位的劳动者在职业活动中，因接触粉尘、放射性物质和其他有毒、有害因素而引起的疾病。根据《职业病防治法》的规定，卫生行政部门会同国务院劳动保障行政部门于 2002 年 12 月共同发布了《职业病目录》。2013 年，该目录名称变更为《职业病分类和目录》，并将我国法定职业病分为职业性尘肺病及其他呼吸系统疾病、职业性皮肤病、职业性眼病、职业性耳鼻喉口腔疾病、职业性化学中毒、物理因素所致职业病、职业性放射性疾病、职业性传染病、职业性肿瘤、其他职业病 10 大类 132 种。[①] 棉尘病被列入职业性尘肺病及其他呼吸系统疾病大类其他呼吸系统疾病中。

目前，我国职业病形势依然严峻，主要表现为以下几点。

（1）我国职业病危害因素分布广泛。从传统工业到新兴产业以及第三产业，都存在一定的职业病危害，接触职业病危害因素人群数以亿计，职业病防治工作涉及几十个行业，法定职业病名称达 132 种。接触职业危害人数、职业病患者累计数量、死亡数量及新发病例数量，都居世界首位。

（2）我国职业病尤其是职业性尘肺病及其他呼吸系统疾病发病形势仍然严峻。从图 1 - 1 可以看出，2006 ~ 2021 年，从新发病例数看，各类职业病病例数在 2011 年以前呈飞速增长趋势，2010 ~ 2016 年，每年新发职业病病例数呈波动的稳定状态，2016 年以后迅速下降；从增速上看，2010 年以前增速较为迅猛，2010 以后，增速呈稳步下降趋势，2012 年实现了负增长状态，尤其是 2017 年以来，增速较为平稳地维持在每年约 15% 左右的负增长状态。2021 年，全国共报告各类职业病新发病例 15407 例，接近我国 2008 年的水平。图 1 - 2 为 2021 年我

---

① 国家卫生和计划生育委员会、人力资源社会保障部、国家安全监督管理总局、全国总工会：《职业病分类与目录》，2013 年。

国新发职业病病例分布，从图中可以看出，职业性尘肺病及其他呼吸系统疾病仍然是我国危害最大的职业病，占新发职业病病例数的77.09%。

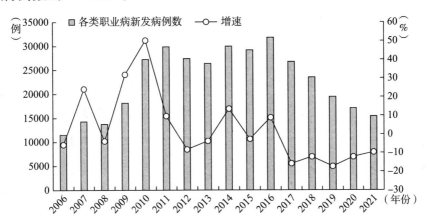

图1-1 2006~2021年我国各类职业病新发病例数及增速

资料来源：国家卫健委。

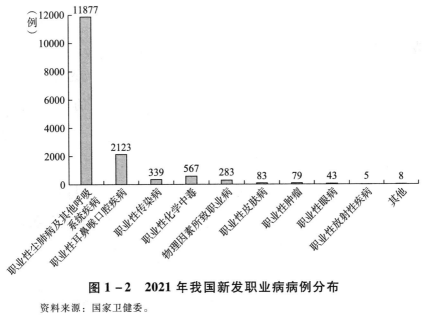

图1-2 2021年我国新发职业病病例分布

资料来源：国家卫健委。

（3）我国的职业危害主要以粉尘为主，职业性尘肺病及其他呼吸系统疾病是危害工人健康的最严重的职业病，也是一个没有医疗终结的致残性职业病。患者胸闷、胸痛、咳嗽、咳痰、劳力性呼吸困难、易感冒，呼吸功能下降，严重影响生活质量，而且每隔数年病情还要升级，合并感染，最后因肺心病、呼吸衰竭而死亡。职业性尘肺病及其他呼吸系统疾病不但威胁患者的生命和健康，还给国民经济造成巨大损失。

但是，也应该看到，近年来，职业性尘肺病及其他呼吸系统疾病高发势头已经得到初步遏制。从图 1 - 3 可以看出，近年来全国报告新发职业性尘肺病及其他呼吸系统疾病病例数逐年下降，尤其是从 2017 年的 22710 例下降至 2021 年的 11877 例，降幅达 47.7%。并且我国职业性尘肺病及其他呼吸系统疾病与所有职业病的增速趋势高度一致，即我国近 15 年来，职业性尘肺病及其他呼吸系统疾病新发病例数在 2010 年以前呈飞速增长趋势，2010～2016 年，每年新发职业性尘肺病及其他呼吸系统疾病病例数呈波动的稳定状态，2017 年以后迅速下降；从增速上来看，2010 年以前增速较为迅猛，2010 年以后，增速稳步下降，2012 年实现了负增长状态，尤其是 2017 年以来，增速较为平稳地维持在每年约 15% 左右的负增长状态。说明我国职业病危害发展趋势主要受职业性尘肺病及其他呼吸系统疾病影响，职业性尘肺病及其他呼吸系统疾病的防治仍然是我国职业病防治工作的重中之重，职业病风险处于高位。

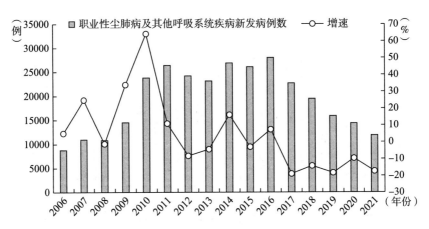

**图1-3 2006~2021年我国职业性尘肺病及其他呼吸系统
疾病新发病例数及增速**

（4）职业病所造成的经济损失严重。根据有关部门的粗略
估算，每年我国由职业病、工伤事故导致的直接经济损失达
1000亿元，间接经济损失达2000亿元。

（5）职业性疾病是影响劳动者健康、造成劳动者过早失去
劳动能力的主要因素，所造成的后果往往导致恶劣的社会影
响。急性职业性化学中毒明显多发，恶性事件屡有报道，社会
影响大。从图1-4可以看出，从新发病例数看，2009年以后，
我国职业性化学中毒新发病例数呈缓慢下降趋势，但2021年
全国仍报告职业性化学中毒567例，说明我国职业性化学中毒
风险仍然存在。

（6）对职业卫生机构和队伍现状的调查表明，我国已经初
步形成了职业卫生监督与技术服务网络。截至2021年，我国
承担职业病防治技术支撑任务的机构已经达到3324家，其中，

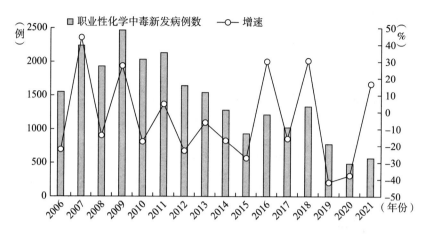

图1-4　2006~2021年我国职业性化学中毒新发病例数及增速

各级疾控中心有3161家，职业病防治院143家，工程防护技术支撑机构20多家，相关专业技术人员共计4.03万人。虽然我国职业卫生服务机构基本上实现了"县区能体检、地市能诊断"的目标，但依然存在队伍数量少、检测质量不高、文化素质偏低、现场技术服务人员比例较低以及后备力量不足等问题。

（7）对我国职业卫生投入的调查表明，各级政府自1999年起职业卫生投入呈逐年增加的趋势。但由于基数低，人均职业卫生投入明显不足，与经济发展水平极不适应，造成职业卫生监督与技术服务得不到保证。

造成我国当前职业病形势严峻的主要原因包括以下几个方面。

（1）防治检测不到位。随着职业卫生技术服务的市场化，检测的数据不一定能真实地反映用人单位工作场所职业危害的实际情况，疾病信息监测系统尚不健全。

（2）企业不重视。一些乡镇企业、个体经济企业生产力低下，设备简陋，无任何防护设施；管理混乱，制度不全；人员整体素质低，法制观念淡薄和愚昧无知等。个别企业无视劳动者健康权益，职业病危害问题突出，劳动者特别是农民工的健康权益得不到保护。农民工从事的多为职业危害严重的职业，其社会保障、职业防护等都难以得到保障，职业危害不可预见因素明显增加，健康影响难以估计和控制。

（3）在我国对外开放、引进外资和先进技术的同时，一些具有风险性的产品由境外向境内转移，从城市和工业区向农村转移，从经济发达地区向欠发达地区转移，从大中型企业向中小型企业转移。

（4）职业病防治经费投入严重不足。

（5）职业卫生资源整体效率低，配置不平衡，职业卫生技术服务水平不高。

（6）由于《职业病防治法》的宣传仍存在盲区，职业卫生标准及其配套能力不能满足执法的要求，地方经济保护等导致职业卫生执法力度不够大。

（7）职业卫生涉及多个部门，协同工作机制尚未充分建立。在一个部门内部，也往往有职能交叉，职业卫生决策、协调、指挥不够充分，部门之间缺乏协同机制，职业病危害前期预防措施得不到有效落实。

（8）传统的职业危害尚未得到完全控制，新的职业危害不断产生，对劳动者的健康构成新的威胁。

（9）职业卫生标准尚未与国际接轨。

1.1.2　尘肺

从大的医学范围讲，棉尘病属于尘肺的一种。尘肺又称为肺尘埃沉着病，是指长期吸入粉尘（灰尘），并在肺内潴留而发生的以肺组织弥漫性纤维化（瘢痕）为主的全身性疾病。[①]尘肺按其吸入粉尘的种类不同，可分为无机尘肺和有机尘肺。吸入无机粉尘所致的尘肺，称为无机尘肺。尘肺大部分为无机尘肺。吸入有机粉尘所致的尘肺，称为有机尘肺，如棉尘病等。我国法定 13 种职业性尘肺有矽肺、煤工尘肺、电墨尘肺、碳墨尘肺、滑石尘肺、水泥尘肺、云母尘肺、陶工尘肺、铝尘肺、电焊工尘肺、铸工尘肺等，以及根据《职业性尘肺病的诊断标准》可以诊断的其他尘肺。棉尘病被列入职业性尘肺病及其他呼吸系统疾病大类。

尘肺病主要分布在煤炭、有色、机械、建材、轻工等工业行业中。2002 年，尘肺病新增病例 1.22 万例，其中煤矿系统的尘肺病占 47.6%，年内死于尘肺病的患者达 2343 例，是矿难以及其他工伤事故死亡人数的 3 倍多。国家卫生健康委 2022 年 7 月发布的《2021 年我国卫生健康事业发展统计公报》显示，2021 年全国共报告各类职业病新病例 15407 例，其中职业性尘肺病及其他呼吸系统疾病 11877 例（其中职业

---

① 中华人民共和国卫生部：《尘肺诊断标准》，2009 年。

性尘肺病 11809 例，占职业病新病例总数的 76.65%）。截至 2021 年底，全国累计报告职业病病例数约 101.3 万人，其中尘肺病 91.5 万人，占比 90.3%。从报告的新发尘肺病病例的特点分析，具有接尘年龄小、发病年龄轻、接尘工龄短、病情重的特点。接尘工龄最短的只有两年，很多病例初诊时已是二期矽肺。

就全国粉尘作业工人的职业性体检情况分析，按国家有关规定应在年内进行职业性体检的接尘工人，实际上并未全部接受检查，尤其是隶属于乡镇企业的应检工人的受检率可能较低，外资企业也不是全部的应检工人都可以享受到职业性健康体检，这可能会导致大量的职业病患者流入社会，增加社会的负担。由于劳动者职业卫生防护意识不强等多种综合因素，乡镇企业、私营企业、个体经营户和外资企业是卫生监督的盲点和难点。以 2020 年度卫生部门不完全统计报告的建设项目预防性卫生监督为例，应监督的新、改、扩建与续建项目有 5070 个，实际上卫生部门实施监督的项目只有 3130 个（占比 61.7%），而乡镇企业只有 49.1%；对存在职业危害需要进行经常性卫生监督的 25 万余家企业，只有 31.9%（7.9 万余家）的企业实施了卫生监督，乡镇企业只有 21.4%，外资企业为 32.1%。

全国现有的可疑尘肺病病人是构成新发病例的主要因素。尘肺病被称为产业工人职业病头号杀手，尘肺病不但威胁患者的生命和健康，还给国民经济造成巨大损失。据统计，尘肺病每年造成的直接经济损失可达 1845 亿元之巨，[①] 尘肺病的检出率目前还达不到实际人数的 100%，因此，报告病例数低于实际发病数。专家预测，即使立即采取有效的控制措施，由于尘肺病的迟发性特点，今后若干年我国仍面临更加严峻的尘肺病形势。

1.1.3 尘肺成因及发病症状

尘肺由长期吸入大量粉尘所致，这些粉尘绝大部分被身体排出，但仍有一部分长期滞留在细支气管与肺泡内，不断被肺泡巨噬细胞吞噬，这些粉尘及吞噬粉尘的巨噬细胞是主要致病因素。一系列的研究表明，尘肺病变形成后，肺内残留的粉尘还继续与肺泡巨噬细胞起作用，这是尘肺病人虽然脱离粉尘作业但疾病仍继续发展的主要原因。产生尘肺的主要作业环境主要包括矿山开采，如各种金属矿山的开采、煤矿的掘进和采煤，[②] 主要作业工种是凿岩、爆破、支柱、运输；金属冶炼中矿石的粉碎、筛分和运输[③]；制造业中铸造的配砂、造型，铸件的清砂、喷砂以及电焊作业[④]；建筑材料行业，如耐火材料、玻璃、

---

① 赵庚：《我国尘肺病的社会经济影响分析研究》，硕士学位论文，中国地质大学（北京），2011。

② 陈银苹、范红敏、袁聚祥等：《某煤矿不同年代煤工尘肺发病情况调查》，《中国公共卫生》2009 年第 5 期。

③ 李小萍、葛宪民、陈长发等：《广西有色金属冶炼行业尘肺流行病学调查》，《中国职业医学》2009 年第 2 期。

④ 张学美、任建兰、杨玉龙：《矽肺、煤工尘肺、铸工尘肺的发病潜伏期与接尘时间的相关回归分析》，《滨州医学院学报》2009 年第 2 期；朱月潜、蔡翔、杨小萍等：《电焊工尘肺危险因素的病例对照研究》，《现代预防医学》2009 年第 8 期。

水泥、石料生产中的开采、破碎、碾磨、筛选、拌料等[①]；石棉的开采、运输和纺织工业；公路、铁路、水利建设中的开凿隧道、爆破等[②]。

1.1.4　棉尘暴露与棉尘病

棉尘所造成的职业病包括哮喘、过敏性肺炎、棉尘病等。棉尘病（旧称"星期一热"、棉尘症、棉尘肺或棉屑沉着症）是由长期吸入棉尘、亚麻尘、软木尘引起支气管收缩和肺功能损害的一种呼吸道阻塞性疾病，具有特征性的胸部紧束感和/或胸闷、气短等症状，并有急性通气功能下降情况，是纺织工人易患的一种职业病。棉尘病的发生与车间棉尘浓度和使用棉花的等级有关，棉花等级越低，棉尘病的患病率越高。棉花、亚麻、软大麻等生产过程诸多环节的工作环境中都有可能存在棉尘，比如开棉、混棉、清棉、梳棉、并条、粗纱、细纱、整经、上浆、织布等。除此之外，棉产品的加工过程，如以棉布为主要原料的裁剪、缝制、制衣等过程也有大量棉尘产生。除了棉纺织工业外，棉尘病患病率比较高的场所还有棉花收购过程、轧棉籽厂、废棉利用厂、棉籽油厂、造纸、硝化棉制造、

[①] 王炳森：《水泥尘肺及其水泥小体》，《中华劳动卫生职业病杂志》1996 年第 6 期；谢丽莉、廖家武、庞家贵等：《接触水泥生产性粉尘量与尘肺发病的剂量—反应关系研究》，《广西预防医学》2005 年第 2 期；魏远驯：《水泥呼吸性粉尘与尘肺的剂量—反应关系》，《实用预防医学》2006 年第 4 期。

[②] 王懋华、尤正千：《石棉水泥尘肺胸部 X 线分析》，《劳动医学》1997 年第 4 期；赵霖、李桂荣、邵先宁：《青岛市某石棉厂工人尘肺病人资料分析》，《预防医学文献信息》2002 年第 6 期。

合成纤维、亚麻、软木处理厂等。[①]

棉尘病的临床表现为胸部发紧和气短。一般出现在休假后的星期一或长时间不工作又开始工作的第一天。工作几个小时后出现胸部发紧，并伴有气短症状，一般延续到下班，离开作业环境后这些症状很快就会消失。棉尘病发病初期，病人仅在休息日后上班的第一天出现上述症状，其他工作日没有异常症状；但是，随着病情的加重，症状可能会恶化，常伴有气喘，从休息日后上班的第二天或者以后的上班时间也有上述症状，逐渐延续到休息日也有上述症状。一些其他症状，比如初期的干咳，会发展为持续咯痰、神经衰弱、头晕、头痛、乏力、食欲减退等。

从 1705 年起，就开始有人报道棉尘病的发生。Schilling 等提出了棉尘病最早的现代概念。世界卫生组织在 1982 年的专家小组会上，把由棉尘所引起的临床表现分为两类：棉尘病（分 1、2 级）和呼吸道刺激（分 1、2、3 级）。根据 Schilling 的分类，将棉尘病分为 0 级（无症状）、1 级（每周第一个工作日有胸部紧束感和/或气急的现象）和 2 级（在除每周第一个工作日以外的其他时间也有胸部紧束感和/或气急的现象）。[②]

---

① 高谦益：《棉尘问题概述》，《棉纺织技术》1981 年第 2 期；秦贤星、闫亚莉、封加德：《某染织厂棉尘危害调查报告》，《中国职业医学》1985 年第 4 期；刘元福、王勋、杨玉秀等：《絮褥厂棉尘对工人健康的影响》，《重庆医学》1988 年第 4 期；崔常安、司徒国坚、林钦宏等：《广州麻纺工人中棉尘症调查研究》，《暨南大学学报》1989 年第 4 期；刘春华、邵冬青、杨春等：《亚麻尘致棉尘病的调查》，《中华劳动卫生职业病杂志》1994 年第 4 期。

② Schilling R. S., "Byssinosis in Cotton and Other Textile Workers," *Lancet*, 1956 (271).

而我国在 2002 年就发布了国家标准《职业棉尘病的诊断》，并根据临床应用过程中发现的不足，在分析现有职业性棉尘病诊断的文献资料和总结职业病诊断临床实践的基础上，于 2016 年对该标准进行了修订和完善。我国的《职业性棉尘病的诊断》（GBZ56—2016）将棉尘病分为两级：1 级为工作期间发生胸部紧束感和/或胸闷、气短、咳嗽等特征性的呼吸系统症状，脱离工作后症状缓解，上班后与上班前 FEV_1（第一秒用力呼气容积）比较下降 15% 以上，或支气管舒张试验阳性；2 级为 1 级中的呼吸系统症状持续加重，且脱离工作环境后症状不能完全缓解，并伴有慢性肺通气功能损害，FEV_1 或用力 FVC（肺活量）小于预计值的 80%。[①] 可以看出，我国的标准更加细化和便于临床上操作。值得一提的是，在前后两版国家标准中，我国都在附录中给出了接触棉尘工人呼吸系统症状询问表，从企业职业危害管理方面进一步提供了简单易行的初筛办法。

棉尘病的症状主要包括慢性咳嗽、咯痰、呼吸困难、胸闷和体重下降等。其中慢性咳嗽通常为首发症状。初起咳嗽呈间歇性，早晨较重，以后早晚或整日均有咳嗽，但夜间咳嗽并不显著。少数病例咳嗽不伴咯痰。也有部分病例虽有明显气流受限但无咳嗽症状。有咯痰症状的患者通常在咳嗽后咳少量黏液性痰，部分患者在清晨较多；合并感染时痰量增多，常有脓性痰。棉尘病患者发生的气短或呼吸困难是 COPD（慢性阻塞性肺病）的标志性症状，这也是患者身体感到非常不适以及造成

[①] 国家卫生和计划生育委员会：《职业性棉尘病的诊断》（GBZ 56—2016），2016 年。

患者心理焦虑的主要原因。起初，COPD 早期仅于劳动时出现，后逐渐加重，以致日常活动甚至休息时也感到气短。出现 COPD 症状的患者往往具有一些共同特征，比如吸烟史、家族发病史、年龄在中年以上等，且 COPD 常发于冬季等寒冷季节，常有反复呼吸道感染及急性加重史。随着病情的进展，急性加重愈渐频繁。COPD 还可能诱发慢性肺源性心脏病，COPD 后期出现低氧血症和/或高碳酸血症，可并发慢性肺源性心脏病和右心衰竭。喘息和胸闷并不是 COPD 的特异性症状。部分患者特别是重度患者有喘息；胸部紧闷感通常于劳动后发生，与呼吸费力、肋间肌等容性收缩有关。在疾病的临床过程中，特别是较重患者，可能会发生全身性症状，如体重下降、食欲减退、外周肌肉萎缩和功能障碍、精神抑郁和/或焦虑等。合并感染时可咳血痰或咯血。棉尘病的发病工龄一般在 10 年以上。

棉尘病在发达国家发生率较低，主要是因为发达国家与棉纺织相关的行业和工厂主要分布在境外，或者直接进口棉材料成品。根据美国疾病控制中心（CDC）发布的数据，从 1979 年至 2010 年，美国由棉尘病导致的死亡人数显著下降，近年来已经基本看不到相关报道。而在发展中国家，棉尘病还广泛存在。在印度、巴基斯坦、尼泊尔、斯里兰卡和孟加拉国等棉花产业蓬勃发展的国家，棉尘病发病率很高。尽管工业现代化进程加快，工作环境也逐步变好，但在巴基斯坦、印度、印度尼西亚、埃塞俄比亚、土耳其和苏丹的许多地区，棉尘病仍然很常见。我国由于国家管控力度较大，棉纺织行业现代化程度较高，近些年也鲜有棉尘病大规模暴发的报道，但它仍被作为法定职业病写入法定职业病目录，说明虽然在发病数量上无法与矽肺、煤工尘肺等相比，但仍然在我国范围内存在。

1.1.5　内毒素

细菌毒素可分为两类。一类为外毒素，它是一种毒性蛋白质，是细菌在生长过程中分泌到菌体外的毒性物质。产生外毒素的细菌主要是革兰氏阳性菌，如白喉杆菌、破伤风杆菌、肉毒杆菌、金黄色葡萄球菌以及少数革兰氏阴性菌。另一类为内毒素，是革兰氏阴性菌的细胞壁外壁层上的特有结构。细菌在生长状态时不释放出来，只有当细菌死亡自溶或黏附在其他细胞时，才表现出毒性。

试验和流行病学研究都发现，是棉尘中的内毒素而不是棉尘本身导致了急性肺功能阻塞，同时，棉尘中的内毒素也是人暴露于有机尘后暂时支气管高度反应的潜在发炎刺激因素。早在 1976 年，Ryalnder 等就利用 138 只豚鼠的棉尘暴露实验得出了急性吸入棉尘所引起的不良反应是由棉尘中的内毒素引起的结论。[①] 其他一些研究也认为有机物及其组成物质（尤其是革兰氏阴性菌内毒素）是导致棉尘暴露人群患肺部疾病及肺功能

---

① Rylander R., Snella M.C., "Acute Inhalation Toxicity of Cotton Plant Dusts," *Br J Ind Med*, 1976（33）.

损害的关键因素。[1]

到目前为止，研究表明细菌内毒素是革兰氏阴性菌细胞壁外表层结构的一部分脂多糖（lipopolysaccharide，LPS），主要是由多糖 O 抗原、核心多糖和类脂 A（Lipid A）三部分组成的。[2]

内毒素的毒性成分主要为类脂 A。各种细菌的内毒素的毒性作用较弱，并且大致相同，可引起发热、微循环障碍、内毒素休克及播散性血管内凝血等症状。内毒素耐热而稳定，抗原性弱，可刺激机体产生抗体，但无中和作用，形成抗毒素，经甲醛处理后不能成为类毒素。内毒素只有当细菌死亡溶解或用人工方法破坏细菌细胞后才释放出来，因此叫作内毒素。[3]

内毒素不是蛋白质，因此非常耐热。在 100℃ 的高温下加热 1 小时也不会被破坏，只有在 160℃ 的温度下加热 2 ~ 4 小时，或用强碱、强酸或强氧化剂加温煮沸 30 分钟才能破坏它的生物活性。

---

[1] Wang X. R., Pan L. D., Zhang H. X., et al., "Follow-up Study of Respiratory Health of Newly-hired Female Cotton Textile Workers," *Am J Ind Med*, 2002 (41); Astrakianakis G., Seixas N. S., Camp J. E., et al., "Modeling, Estimation and Validation of Cotton Dust and Endotoxin Exposures in Chinese Textile Operations," *Ann Occup Hyg*, 2006 (50); Pernis B., Vigliani E. C., Cavagna C., et al., "The Role of Bacterial Endotoxins in Occupational Diseases Caused by Inhaling Vegetable Dusts," *Br J Ind Med*, 1961 (18); Kennedy S. M., Christiani D. C., Eisen E. A., et al., "Cotton Dust and Endotoxin Exposure-response Relationships in Cotton Textile Workers," *Am Rev Respir Dis*, 1987 (135); Heederik D., Brouwer R., Biersteker K., et al., "Relationship of Airborne Endotoxin and Bacteria Levels in Pig Farms with the Lung Function and Respiratory Symptoms of Farmers," *Int Arch Occup Environ Health*, 1991 (62).

[2] 张顺财:《内毒素基础与临床》，科学出版社，2003，第 1 ~ 2 页。

[3] Liu A. H., Redmon A. H., "Endotoxin: Friend or Foe?" *Allergy Asthma Proc*, 2001 (22); Delaunay A., "The Bacterial Endotoxins," *Vie Med*, 1961 (42); Westphal O., Luederitz O., Staub A. M., "Bacterial Endotoxins," *J Med Pharm Chem*, 1961 (4).

革兰氏阴性菌广泛存在于动植物的表面和土壤中，因而在外环境中内毒素几乎无处不在。在职业环境中，一般认为农业生产中产生的有机粉尘含有较高水平的内毒素。此外，相关工业生产如饮料生产、棉花加工等也可能产生高水平的内毒素。[①] 供水系统中的水循环系统亦可能是内毒素的来源之一。室内增湿系统为革兰氏阴性菌生长创造了适宜的条件，是室内环境中内毒素的潜在来源。[②] 烟草中目前也发现存在一定量的内毒素。[③]

1.1.6 内毒素暴露与肺功能改变

内毒素通常存在于多种职业环境和一般环境（如居室的浮尘）。对职业环境的研究表明，棉纺织工厂存在极高水平的内毒素。最早报道内毒素所造成的健康影响的是1961年对棉花加工工人的职业病研究，研究的结果推测吸入细菌内毒素是职业性呼吸系统疾病的主要原因。[④] 后来越来越多的研究表明，内毒素暴露与人体肺功能改变有关联。[⑤] 当人体受到革兰氏阴

---

① Rylander R., Morey P., "Airborne Endotoxin in Industries Processing Vegetable Fibers," *Am Ind Hyg Assoc J*, 1982 (43).

② Flaherty D. K., Deck F. H., Cooper J., et al., "Bacterial Endotoxin Isolated from a Water Spray Air Humidification System as a Putative Agent of Occupation-related Lung Disease," *Infect Immun*, 1984 (43).

③ Hasday J., Dubin W., Fitzgerald T., et al., "Cigarettes Are a Rich Source of Bacterial Endotoxin," *Chest*, 1996 (109).

④ Pernis B., Vigliani E. C., Cavagna C., et al., "The Role of Bacterial Endotoxins in Occupational Diseases Caused by Inhaling Vegetable Dusts," *Br J Ind Med*, 1961 (18).

⑤ Hasan F. M., Teplitz C., Farrugia R., et al., "Lung Function and Structure after Escherichia Coli Endotoxin in Rabbits: Effect of Dose and Rate of Administration," *Circ Shock*, 1984 (13); Christiani D. C., Wegman D. H., Eisen E. A., et al., "Cotton Dust and Gram-negative Bacterial Endotoxin Correlations in Two Cotton Textile Mills," （转下页注）

性菌感染时，其细胞壁表面所含有的内毒素会与人体免疫细胞表面上所带有的内毒素受体结合，活化引起人体中的免疫防疫机制，如发炎反应等。

虽然作为棉尘肺典型症状的急性支气管狭窄和慢性气管局限的发病机制尚不清楚，但有研究认为 COPD 和支气管哮喘的产生可能与慢阻肺患者逐渐出现气道重塑以及炎症改变、患者持续暴露于毒害环境有关，也可能是具有独特的病理过程但未被确定的新疾病。但流行病学的研究和动物实验表明，COPD 和支气管哮喘的发病机制包括气管炎症和免疫反应，研究还认为这二者都是由吸入了沾染上革兰氏阴性菌内毒素的棉尘所触发的。一些研究推测，这也可能是未知的敏感性过敏导致的，它间接地加强了支气管对棉尘的反应，进而引发棉尘病发病。也有一些研究发现内毒素具有包括肺癌在内的抗癌作用，内毒素可能是通过调节特异性和非特异性免疫系统，活化巨噬细胞，促进细胞因子的分泌，从而起到抗癌的作用，但这一作用是否存在，内毒素在体外诱导癌细胞凋亡的作用在人体内是否存在，是否具有某种特异性等仍需进一步研究。总之，内毒素所影响的棉纺织工人的慢性呼吸道反应及肺癌抑制的机理依然不明确。

（接上页注⑤）*Am J Ind Med*，1993（23）；Smid T.，Heederik D.，Houba R.，et al.，"Dust- and Endotoxin-related Acute Lung Function Changes and Work-related Symptoms in Workers in the Animal Feed Industry," *Am J Ind Med*，1994（25）.

1.2 棉纺织工人棉尘暴露对肺功能
影响的研究现状

1.2.1 棉纺织工人棉尘及内毒素暴露对肺功能的急性影响

国内外动物实验和工人的抽样调查研究早已表明，棉尘及内毒素暴露可以导致急性肺功能损失。棉尘引起的急性肺功能损失主要表现在下班后 FEV_1 的降低即急性肺通气功能的下降。这种降低一般是可逆性转变，经休息后肺通气功能可以恢复。但长期反复发作可能会导致肺通气功能的慢性损害，这些慢性损害则多为不可逆改变。

我国早在 1965 年就有关于棉尘病卫生学致病机制的研究，[①] 但研究结果表明高浓度棉尘暴露与急性肺活量的改变没有显著相关性。虽然国内棉尘病情况并不严重，但国内也有很多针对棉纺织工人棉尘暴露所造成的急性肺功能损失的研究。黄丽蓉等对 94 名棉纺织工人进行肺通气测定分析后发现，棉纺织工人比对照组工人下班后 FEV_1 下降更多，但工人的工龄与肺功能急性下降之间没有发现统计学差异。[②] 许多研究也发现，棉纺织工人中急性呼吸系统疾病的检出率明显高于对照组

---

① 郑兆龄、赖东耀、周学祝：《棉屑沉着病卫生学调查研究和机制探讨》，《江西医药杂志》1965 年第 5 期。

② 黄丽蓉、杨丽文、郑洁萍：《94 例棉尘作业女工肺通气功能测定分析》，《中国职业医学》2000 年第 3 期。

工人①，而且女性患有急性呼吸系统疾病的人数比男性多。另外，近年来的大量国外研究也表明棉尘暴露与呼吸系统病变有关，涉及的国家主要是印度、泰国、贝宁、埃塞俄比亚、巴基斯坦、坦桑尼亚、埃及等发展中国家以及希腊等。Anyfantis 等在对希腊棉花行业工人进行研究后发现，与对照组相比，棉花行业的工人严重呼吸困难和喘息的报告率更高。② Daba 等在对埃塞俄比亚 276 名接触棉尘和 137 名对照组工人进行的横断面研究发现，接触棉尘的工人自述有呼吸道症状的报告率高于未接触棉尘的工人。③ Antoine 等的一项针对 656 名棉纺织工人的研究表明，棉纺织工人咳嗽、哮喘、慢性支气管炎、咯痰、呼吸障碍的患病率均显著高于对照组工人。④ Mansouri 等的研究发现长期接触棉尘与肺阻塞性疾病有关，肺阻塞性疾病随着接触时间（工作年限）的增加而增加。⑤

　　早期研究主要集中于研究工人在棉尘暴露后的急性呼吸道反应。虽然过去 20 年的纵向跟踪调查研究得出了棉尘暴露可

---

① 袁建国、纪福民、毛海泉：《棉尘对女工呼吸系统的影响》，《中国工业医学杂志》2006 年第 5 期。

② Anyfantis I. D., Rachiotis G., Hadjichristodoulou C., et al., "Bacterial Endotoxins and Their Impact on Respiratory System among Greek Cotton Industry Workers," *International Journal of Occupational and Environmental Medicine*, 2017 (2).

③ Daba Wami S., Chercos D. H., Dessie A., et al., "Cotton Dust Exposure and Self-reported Respiratory Symptoms among Textile Factory Workers in Northwest Ethiopia: a Comparative Cross-sectional Study," *Journal of Occupational Medicine & Toxicology*, 2018 (1).

④ Antoine H., Virgil L., Vivi S., et al., "Cotton Dust Exposure and Respiratory Disorders among Textile Workers at a Textile Company in the Southern Part of Benin," *International Journal of Environmental Research and Public Health*, 2016 (9).

⑤ Mansouri F., Pili J. P., Abbasi A., et al., "Respiratory Problems among Cotton Textile Workers," *Lung India: Official Organ of Indian Chest Society*, 2016 (2).

能导致暴露者肺功能损失加速的一些猜测，但一些重要问题尚没有结果。例如，尽管上班期间肺功能下降和慢性呼吸道阻塞与棉尘暴露有关，但急性呼吸道反应与慢性呼吸道阻塞之间的关系依然不明确。虽然一些研究估计了棉纺织工人急性和慢性肺功能改变之间的关系，然而，这些研究仍然存在诸多限制条件，比如暴露估计存在缺陷、没有对照组以及跟踪调查的时间太短等。

1.2.2 棉纺织工人棉尘及内毒素暴露对肺功能的慢性影响

棉尘的职业暴露与急性呼吸道反应和慢性呼吸道阻塞有关。FEV_1 可以用来衡量人体肺功能，急性呼吸道反应一般由 ΔFEV_1 表示。这种 FEV_1 的变化可能伴随着棉尘病，也可能没有任何呼吸系统疾病。一般认为急性呼吸道反应在早期或者短期暴露的情况下是可以恢复正常的。但是，慢性呼吸道阻塞是由持续和长时间的暴露引起的，一般认为慢性呼吸道阻塞是一种不可逆的呼吸系统改变。[①]

国内目前对于棉尘暴露所造成的慢性肺功能损失的研究比较少，很多学者认为棉尘等有机尘对肺功能的影响尚难定论。[②]贾力等在对 231 名从事棉尘作业 1 年以上的女工进行研究后发

---

① Wang X. R., Zhang H. X., Sun B. X., et al., "Is Chronic Airway Obstruction from Cotton Dust Exposure Reversible?" *Epidemiology*, 2004 (15).

② 沈贻谔、陆培廉、叶葶葶：《几种有机粉尘对肺部损害的研究》，《工业卫生与职业病》1998 年第 24 期。

现，接触棉尘的时间越长，慢性肺功能改变的发生率越高。[①]
袁建国等在对 117 名棉纺织女工进行研究后，也得出相同的结
论。[②] 但是目前国内的慢性肺功能改变大都以上班前用力肺活
量（FVC）和/或 FEV_1 测定值占预计值的百分比作为判定指
标，这个值大于 80% 时被认为肺功能无改变，小于 80% 时被认
为慢性肺功能改变，而 FEV_1 的预测值来源于仪器设备上固有的
亚洲人肺功能预测值的模型，这个值无法根据工人多年来的棉尘
暴露量和肺功能改变值对棉纺织工人慢性肺功能改变进行综合
分析研究，统一的"亚洲水平"无疑会使研究结果产生偏差。

以往国外对内毒素暴露导致慢性肺功能改变的研究结果并
不一致，特别是涉及肺功能损害的时候。有些研究没有发现内
毒素暴露对肺功能改变的慢性作用，有些则发现棉纺织工人的
FEV_1 减少值越来越大，还有一些发现内毒素暴露会导致周一上
班时 FEV_1 减少、棉尘病以及棉尘病引起的 FEV_1 下降。虽然棉
纺织工人的慢性呼吸系统疾病往往一直存在，但以往的研究还
是认为棉纺织工人的呼吸系统疾病是可逆的，而且这些疾病的
种类在每个调查中都不同。很多研究都受到跟踪调查时间过短
（10 个月至 5 年）、调查对象数量过少或者失访率较高以及没
有合适的对照组工人的限制。近些年来，受研究通常需跟踪研
究对象 5 年甚至更长的时间，以及研究的对象主要分布在发展

[①] 贾力、杨宪普、尤在省：《棉尘对纺织女工肺通气功能的影响》，《职业与健康》2000
年第 9 期。

[②] 袁建国、纪福民、毛海泉：《棉尘对女工呼吸系统的影响》，《中国工业医学杂志》
2006 年第 5 期。

中国家，需要重复测量研究对象等研究条件的限制，国外对内毒素暴露导致慢性肺功能改变的研究结果不多，但大部分结果表明棉尘及内毒素暴露对肺功能的慢性损失有影响。Ali 等对来自巴基斯坦卡拉奇 5 个工厂的纺纱和织造部门的 303 名成年男性纺织工人进行 3 个月的跟踪调查后的研究表明，调整协变量后，棉尘浓度每增加 $1mg/m^3$，FEV_1 下降 5.4%。[①] 一个 10 年的跟踪调查表明，对有呼吸系统疾病或者上班时 FEV_1 损失较多的人，10 年 FEV_1 损失发生率较高，这就说明棉尘暴露与慢性或者永久性的肺功能损失的发生有关系。[②] 另外值得注意的是，Fang 等的研究发现棉尘暴露可能与癌症死亡率有关，特别是胃肠道肿瘤，内毒素暴露可能在胃肠道肿瘤致病过程中起到了一定的作用；另外，棉尘暴露并不会导致工人罹患肺癌，相反，棉尘暴露可能会降低肺癌的患病率，[③] 这一研究结果与以往研究结果一致。

1.2.3　棉纺织工人棉尘及内毒素暴露终止对肺功能的影响

针对棉纺织工人内毒素暴露终止对肺功能影响的研究要求的条件比较苛刻，它至少需要对同一组棉纺织工人暴露时和暴

---

① Ali N. A., Nafees A. A., Fatmi Z., et al., "Dose-response of Cotton Dust Exposure with Lung Function among Textile Workers: Multi Tex Study in Karachi, Pakistan," *International al Journal of Occupational and Environmental Medicine*, 2018 (3).

② Wang X. R., Pan L. D., Zhang H. X., et al., "Follow-up Study of Respiratory Health of Newly-hired Female Cotton Textile Workers," *Am J Ind Med*, 2002 (41).

③ Fang S. C., Mehta A. J., Hang J. Q., et al., "Cotton Dust, Endotoxin and Cancer Mortality among the Shanghai Textile Workers Cohort: a 30-year Analysis," *Occupational & Environmental Medicine*, 2013 (10).

露终止之后均进行跟踪调查研究，也就是说，需要相当长的时间进行队列研究。国内由于没有长时间跟踪调查研究追踪棉尘暴露对肺功能影响的课题，目前尚没有针对棉尘或者内毒素暴露终止对肺功能影响的相关研究。而国外由于受到跟踪时间、调查对象数量及对照组等诸多条件的限制，针对这一方面的研究也比较少见。

　　一项研究表明，是否退休对棉纺织工人和对照组的肺功能慢性变化具有显著的统计学意义。[1] 一个 15 年的前瞻性研究表明，退休或是在岗以及退休的时间是棉纺织工人慢性咳嗽、慢性支气管炎以及呼吸困难的显著影响因素，而在对照组中没有发现这样的显著影响。[2] 而针对同一调查对象的 20 年的跟踪调查却没有发现暴露停止时间与 FEV_1 下降之间的显著关联。[3] 但是由于这一研究进行时，多数工人退休的时间较短，很难准确地研究暴露停止与棉纺织工人肺功能改变之间的关系。

1.2.4　吸烟联合棉尘及内毒素暴露对肺功能的影响

　　我国对吸烟与棉尘及内毒素联合作用对肺功能改变的影响的研究很少。国内的一些研究认为，棉尘的吸入与吸烟都损害小呼吸道功能，比单纯棉尘吸入或单纯吸烟带来的损害要严重

① Shi N. Y., Lu P. L., "Ulmonary Function Study of Retired Cotton Textile Workers and the Relationship to Cigarette Smoking," *Biomed Environ Sci*, 1988 (1).

② Wang X. R., Eisen E. A., Zhang H. X., et al., "Respiratory Symptoms and Cotton Dust Exposure: Results of a 15 Year Follow up Observation," *Occup Environ Med*, 2003 (60).

③ Wang X. R., Zhang H. X., Sun B. X., et al., "A 20-year Follow-up Study on Chronic Respiratory Effects of Exposure to Cotton Dust," *Eur Respir J*, 2005 (26).

得多，且累及大呼吸道。[①] 而马庆晏等的 5 年跟踪调查研究认为，吸烟对呼吸道反应性改变有一定的影响，但这种影响主要表现在棉尘暴露早期，随着人在棉尘中暴露时间的延长，这一作用的影响不再明显。[②]

国外对于这方面的相关研究资料也比较少。一些横向和纵向的研究表明，棉尘和吸烟对肺功能的影响有叠加的效应。[③] Greenland 等的一个 5 年跟踪调查显示，吸烟的棉纺织厂纺纱车间工人比不吸烟的工人年均 FEV_1 损失更多。[④] Hasday 等的研究指出，烟草中含有一定量的内毒素，[⑤] 但是烟草中内毒素的量以及它对肺功能的影响是否会和环境中的内毒素对肺功能的影响互相叠加尚不明确。Peggy 等通过对棉纺织工人的肺部 CT 扫描发现，吸烟的棉纺织工人肺部 CT 与对照组工人存在显著差异，吸烟对肺功能的影响与棉尘内毒素暴露对肺功能的影响有相似性，对肺功能的影响即使在暴露停止后仍持续存在，吸烟

---

① 丁松云、戴蝶英、陈晓笑：《棉尘及吸烟对肺功能影响的观察》，《南通医学院学报》1994 年第 2 期。

② 马庆晏、李德鸿：《新工人棉尘暴露 5 年气道反应性的改变》，《中华劳动卫生职业病杂志》1998 年第 2 期。

③ Schachter E. N., Kapp M. C., Maunder L. R., et al., "Smoking and Cotton Dust Effects in Cotton Textile Workers: An Analysis of the Shape of the Maximum Expiratory Flow Volume Curve," *Environ Health Perspect*, 1986 (66); Bosse R., Sparrow D., Garvey A. J., et al., "Cigarette Smoking, Aging, and Decline in Pulmonary Function: A Longitudinal Study," *Arch Environ Health*, 1980 (35); Su Y. M., Su J. R., Sheu J. Y., et al., "Additive Effect of Smoking and Cotton Dust Exposure on Respiratory Symptoms and Pulmonary Function of Cotton Textile Workers," *Ind Health*, 2003 (41).

④ Greenland S., Robins J. M., "Empirical-Bayes Adjustments for Multiple Comparisons Are Sometimes Useful," *Epidemiology*, 1991 (2).

⑤ Hasday J. D., Bascom R., Costa J. J., et al., "Bacterial Endotoxin is an Active Component of Cigarette Smoke," *Chest*, 1999 (115).

也是如此，即使戒烟，吸烟对肺功能的影响仍然存在。[①]

由于受到跟踪时间以及其他一些条件的限制，吸烟与否以及吸烟量是否与内毒素在影响棉纺织工人慢性肺功能改变时互相影响，吸烟及吸烟量对棉纺织工人慢性肺功能改变的影响的量化等是值得进一步研究的问题。

1.3 健康工人效应及其研究现状

健康工人效应是指职业病研究中观察到工人总死亡率较一般人群低的现象，即由于工厂往往选择身体较健康的人入厂，加上身体较健康的人继续留在厂内工作的概率比较大，工厂内仍在职的职工通常比一般人群更健康。在不存在职业性有害因素影响的条件下，职业人群的所有疾病总发病率或总死亡率比全国人口或该地区人口的所有疾病总发病率或总死亡率要低一些。这是由有严重疾病或缺陷的人不能从事某些职业所致，如果不考虑这一效应，直接将工人死亡率与一般人群死亡率进行比较是不合适的。随着职业健康科学的发展，健康工人效应的应用范围也被扩展到整个职业健康领域。

国外研究表明，健康工人效应主要来源于三个方面。[②] 一

---

① Peggy Lai, Jing-Qing Hang, David et al., "Lung Function Improvement is Sustained after Work Cessation in Shanghai Cotton and Silk Textile Workers," *Occupational & Environmental Medicine*, 2014 (3).

② Radon K., Goldberg M., Becklake M., "Healthy Worker Effect in Cohort Studies on Chronic Bronchitis," *Scand J Work Environ Health*, 2002 (28).

是雇佣工人初期的选择偏差，雇主或者工作单位倾向于通过入职体检来挑选那些相对健康的工人进入单位，即所谓的"健康雇佣效应"。二是工作过程中的二次选择，相对健康的工人更容易在工作过程中被留下来，而健康情况相对较差的工人则容易离职或者离开职业暴露量比较高的工作场所，即所谓的"健康工人生存效应"。三是与职业暴露相关的生活变化，比如职业暴露导致的一些症状使得工人服药等，也有可能对工人离职或离岗有复杂的影响。健康工人效应的存在往往导致研究过程中低估了职业暴露对研究对象的影响。由于健康工人效应对研究所产生的影响难以量化，健康工人效应一直以来都是困扰跟踪调查研究人员的一个难题。美国 Meijers 等在 1989 年对 270 个职业跟踪调查进行比较研究后发现，健康工人效应发生率的让步比（OR）在有不良影响的职业暴露存在时，要比那些不存在不良影响的职业暴露时高出 4.89 倍。[①]

对于第一种来源的健康工人效应，一些研究采用对雇佣工人按参加工作的时间进行分组的方法来降低健康工人效应。对于第三种来源的健康工人效应，由于影响因子过多，目前还处于无法估计的状态。而对于第二种来源的健康工人效应，许多研究采用了各种方式来降低其对研究结果的影响，但影响降低了多少很难量化。

健康工人效应一直是造成职业暴露跟踪调查及重复测量研

---

① Meijers J. M., Swaen G. M., Volovics A., et al., "Occupational Cohort Studies: the Influ-ence of Design Characteristics on the Healthy Worker Effect," *Int J Epidemiol*, 1989 (18).

究结果出现偏差的原因之一。一直以来，很多研究结果表明可能某些不合理的结果来源于健康工人效应，但是针对健康工人效应对跟踪调查结果影响的研究非常少。我国目前也有一些针对健康工人效应的研究。乔蓉等在对2142例队列成员追踪21年（1972～1992年）后，探讨了煤矿工人死亡率研究中如何控制健康工人效应的问题，并用年龄校正系数、比例死亡比（PMR）、校正标化死亡比（CSMR）和工厂对照组4种方法对减少健康工人效应影响作了初步探讨，其研究结果表明，这4种方法均可减少健康工人效应的影响。[1] 控制了健康工人效应后，煤矿工人总死亡率显著高于一般人群（$p < 0.05$）。宇传华等以湖北省某棉纺织印染厂所在城市的市区人群死亡率为标准，标化了该厂的全死因死亡资料，得到男、女及男女合计的标准死亡比（SMR）分别为92.8、67.6和89.0，小于期望值100，表明该厂职工的死亡资料存在健康工人效应。采用年龄校正系数控制后，得到校正后男、女及男女合计的SMR分别为146.2、113.0和143.3，健康工人效应得到了一定程度的控制，经检验校正后男性与男女合计的SMR大于期望值100，提示该厂可能有影响职工寿命的危险因素存在。[2]

———————

[1] 乔蓉、王绵珍、王治明：《煤矿工人死亡率的健康工人效应控制方法初探》，《中华劳动卫生职业病杂志》1996年第1期。

[2] 宇传华、余松林：《棉纺织印染厂职工死亡资料的HWE及其控制》，《数理医药学杂志》1998年第2期。

2 研究内容及研究方法

2.1 前瞻性队列研究

本研究采用对棉纺织工人及其对照组进行前瞻性队列研究的方法研究棉尘的长期暴露对棉纺织工人肺功能的影响。

队列研究（cohort study，又译为定群研究、群组研究），是将人群按是否暴露于某种可疑因素及其暴露程度分为不同的亚组，追踪其各自的结局，比较不同亚组之间结局的差异，从而判定暴露因子与结局之间有无关联及关联大小的一种观察性研究方法。

大多数慢性病都是历经多年形成的，在此期间发生的许多事件都可能起致病或促进致病作用。对一群人在某种病尚未明显显现前，对某个（或某些）可能起病因作用或保护作用的事件所引起的后果进行随访监测，是一种从因观果的研究方法。队列研究就是这样的研究病因的一种流行病学方法。研究对象是加入研究时未患所研究疾病的一群人，根据是否暴露于所研究的病因（或保护因子）或暴露程度而划分为不同组别，然后在一定期间内随访观察不同组别的该病（或多种疾病）的发病率或死亡率。如果暴露组（或大剂量组）的发病率或死亡率显著高于未暴露组（或小剂量组）的发病率或死亡率，则可认为这种暴露与疾病存在联系，并在符合一些条件时有可能是因果联系。

各组除了有无暴露或暴露程度不同之外，其他可能影响患病或死亡的重要因素应具有可比性（均衡性）。但并不要求除暴露状况外一切方面都可比，这在观察性研究中实际上是做不到的。有些因素可在数据分析中进行控制。

队列研究所观察的结局是可疑病因引起的效应（发病或死亡等），除了所研究的疾病，还可能与其他多种疾病有联系，这样就可观察一个因素的多种效应，而这正是队列法的独特优势。

根据作为观察终点的事件（发病或死亡等）在研究开始时是否已经发生，可把队列研究分为前瞻性队列法与回顾性队列法两类。另有一种双向型的队列研究，适于研究对人体兼有短期与长期效应的因素。一般可用回顾性队列法研究对人体有短期效应的因素，而用前瞻性队列法研究对人体有长期效应的因素。

队列研究从方法上来说并不复杂，但实际进行起来却问题较多，比如观察人数多、期限长，组织工作复杂，开支庞大。但是，队列法是一种重要的医学观察方法，已经为解决现代医学的一些迫切问题（例如癌症和心血管病）作出重要贡献。本研究拟采用队列研究的方法。

2.2　研究内容

根据目前世界上已有的研究结果及以往 20 年的研究成果，针对棉纺织工人的棉尘及内毒素长时间暴露，对棉尘及内毒素暴露及其终止对棉纺织工人肺功能的慢性影响进行前瞻性队列研究。主要研究内容包括以下几个方面。

（1）内毒素暴露终止对棉纺织工人肺功能的影响。

（2）棉纺织工人慢性肺功能损失与内毒素暴露的关系。

（3）量化棉纺织工人的健康工人效应。

（4）探索减少棉纺织工人健康工人效应的新方法。

2.3　研究对象

本课题的调查时间起点为 1981 年，调查对象包括上海棉纺织 A 厂和 B 厂的共 447 名棉纺织工人。后续的跟踪调查每 5 年左右进行一次，即分别在 1986 年、1992 年、1996 年、2001 年和 2006 年进行调查，整个跟踪比率 ≥74%。对所选择的棉纺织工人调查对象的要求为在棉纺织行业工作两年以上，并且工作在开棉、梳棉、并条、精梳、粗纱、细纱这六道生产工序之一。其对照组为上海某丝纺织厂的 472 名丝纺织工人。这些丝纺织工人无粉尘接触情况，与上述 447 名棉纺织工人同属原上海纺织总局，丝纺织工厂与棉纺织工厂地域临近，与调查对象组的棉纺织工人居住在同一居民区，工作强度与棉纺织工人相当。这样就减少了由不同工作内容和不同生存环境而造成的对照组与调查对象组存在不同的肺功能影响因素的可能性。同时，相当的工作强度也避免了对照组与调查对象组在基线（1981 年）肺功能上存在较大差异的可能性，减少了研究结果可能存在的偏差。

2.4 棉尘及内毒素暴露估计

本研究对棉尘的测定采用垂直式析出器（vertical elutriator）。垂直式析出器含有一个直立式导管，进气流缓慢均匀地由下而上流动。进入析出器粒子的沉降速度大于气流的流速时，粒子将无法随气流流出采样器，从而因为沉降而被捕集。垂直式析出器是棉尘采样的常用仪器。该析出器可以将空气动力学直径 15 微米以下的微粒捕集在孔径 5 微米的聚氯乙烯滤膜上。

在本研究中，垂直式析出器被放在调查对象工人的工作场所，采样标准选用美国国家职业安全及健康研究院（NIOSH）推荐的标准，以流速 7.4 ± 0.21 升/分钟进行车间可吸入尘采样。但是，由于工作场所的高度限制，垂直式析出器的高度略低于标准规定的 1.50 米，设定为 1.35 ~ 1.40 米。垂直式析出器的滤膜采用聚氯乙烯滤膜（直径 37 毫米，孔径 5 微米，美国马萨诸塞州 Bedford 的 Millipore 公司生产）。棉尘及内毒素检测流程如图 2 - 1 所示。

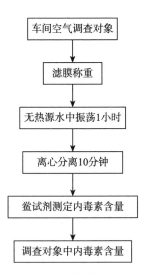

图 2 - 1　棉尘及内毒素检测流程

　　本课题的内毒素测定是根据上海医学化验所的偶氮显色法定量检测微量内毒素的方法，将垂直式析出器棉尘采样所得的滤膜称重后置于 10ml 无热源水中，振荡 1 小时后，再经 1000 转/分钟离心分离 10 分钟，取试管的上清液，通过鲎试剂（QCL - 100，美国 Whitaker Bioproducts 公司生产）鲎变性细胞溶解产物定量测定其中的内毒素含量，其结果减去空白滤膜本底值，并换算成空气中的内毒素浓度（EU/m³）。内毒素标准物来自美国的 Woods Hole 公司。

　　鲎试剂（Limuius Amebocyte Lysate，LAL）是从栖生于海洋的节肢动物"鲎"的蓝色血液中提取变形细胞溶解物，经低温冷冻干燥而成的生物试剂，专用于细菌内毒素检测。鲎试验法是国际上迄今为止检测内毒素最好的方法，它简单、快速、灵敏、准确，因而被欧美药典及我国药典定为法定内毒素检查法，并已被世界各国所采用。

从本研究开始的 25 年来，研究员总计对 802 份空气样本（第一次调查 130 份，第二次调查 192 份，第三次调查 408 份，第四次调查 72 份）进行了棉尘及内毒素含量的测定。在前两次调查中，棉纺织厂的生产产品和加工条件比较稳定，工作场所棉尘浓度的几何平均数为 $0.2 \sim 1.6 \mathrm{mg/m^3}$。但到了 1994 年，棉纺织厂开始在原料棉中加入合成纤维，纯棉制品的产量下降，因此，平均棉尘浓度到第三次调查时已经降到 $1.1 \mathrm{mg/m^3}$，而在第四次调查时降到 $0.5 \mathrm{mg/m^3}$。两个棉纺织厂的棉尘浓度没有显著差别。本研究用累积棉尘浓度和内毒素浓度的几何平均数，结合不同岗位的工作年数来表示每个调查对象的暴露量。本研究也对丝纺织厂的棉尘及内毒素水平进行了检测，采集样本中的棉尘及内毒素含量低于仪器最低检测水平，因此，丝纺织厂的棉尘和内毒素暴露可以按 0 计算。

2.5 呼吸系统疾病检测方法

呼吸系统疾病检测采用针对中国情况改进的美国胸部社会标准呼吸系统疾病症状调查问卷（ATSSRSY）[1]，问卷内容涉及肺部症状、吸烟情况、工作史及医疗史等方面的内容。英文问

---

[1] Ferris B. G., "Epidemiology Standardization Project (American Thoracic Society)," *Am Rev Respir Dis*, 1978 (118).

卷首先被翻译成中文，工人完成中文问卷后工作人员再将问卷答案翻译成英文，由美国专家确认工人没有误解问卷中的问题以及问卷翻译没有问题后方进行数据录入。所有的调查问卷都由专门培训过的人员在工人经过 2 天休息后上岗前发放给工人进行填写。吸烟状况的改变在调查中也有所记录。如果在调查中有原本不吸烟的工人开始吸烟 3 个月以上的，该工人将被列入吸烟者行列。累计吸烟量以包/年计算。

本研究所关注的呼吸系统疾病如下。

（1）尘肺（所有等级）：根据 Schilling 等的定义，每周的第一天或者以后的一些天有胸部紧束感、气急或者咳嗽的现象时，认为该工人患有尘肺病。

（2）慢性支气管炎：工人连续 2 年，每年至少 3 个月，每周大部分时间（≥5 天）有痰多症状。

（3）慢性咳嗽：工人连续 2 年，每年至少 3 个月，每周大部分时间（≥5 天）出现咳嗽的症状，但不伴随痰多症状。

（4）二级以上呼吸困难：在平地或者在普通地面条件下，由呼吸困难导致的比同龄人行动缓慢的现象。

（5）任意呼吸系统疾病：工人出现以上任意一种或多种呼吸系统疾病症状的情况。

2.6　肺功能检测方法

在所有的 6 次调查中，工人的肺功能由培训过的技术人员进行测量。每个工人在休息 2 天后的第一天正式工作前，用 8 升水封式图形描记肺量计（产自美国麻省 Braintree 的 W. E. Collins 公司）测定上班前肺功能（测量 FEV_1 值），所用的图形描记肺量计每天用 3 升的注射器校准两次。技术人员要求每位工人重复用力呼气，以便获得 3 根合乎要求的呼吸曲线（3 根线任意两根之差 <200ml），合格的 FEV_1 值曲线任意两根之差不能 >5% 或者 100ml（选择其中变化大的一个进行判断），然后取其中最高的 FEV_1 值。工人在工作 6 小时后，用同一台测量仪重复测定下班后的 FEV_1。然后将所得的所有结果换算成体温及水蒸气饱和压力下（BTPS）的 FEV_1。在调查过程中，所有的退休工人也必须参加肺功能测量。测试前，工人需禁烟 1 小时以上。

2.7　统计方法及统计建模

慢性 FEV_1 改变由 FEV_1 下降值表示，每一个调查对象的 6 次观测值全部包含在研究数据库中。模型的应变量既包括每一个相邻 5 年间的 FEV_1 值改变（ml），也包括 25 年来每一次测量的 FEV_1 值（ml）。内毒素暴露既可以表示为二分类变量（是或否），比如棉纺织工人对丝纺织工人（有棉尘暴露对没有棉尘暴露），或者当仅限于棉纺织工人时表示为连续的累积内毒素变量 [$EU/(m^3 \cdot 年)$]，或者二分类的累积内毒素暴露（高或者低）。棉纺织工人的累积棉尘暴露水平的计算基于工作地点的采样信息以及在这一工作地点的工作时间（年）乘积的几何平均值。在研究暴露停止对慢性 FEV_1 值的改变时，本研究通过将暴露停止时间引入模型来衡量暴露停止对肺功能改变的影响。

考虑到本研究所采用的数据为重复测量数据，本研究采用广义估计方程（Generalized Estimated Equation，GEE）[①] 模型来拟合线性回归模型。GEE 模型考虑了重复测量和试验设计中的变量结构的相关性，在建立模型的同时通过已有数据估计同一调查对象不同调查时间数据的相关系数，充分利用了重复测量数据，避免了没有考虑到调查对象自相关所产生的误差。GEE 模型相关结构的选择由赤池信息准则（Akaike Information Criterion，AIC）以及在生物逻辑合理的范围内确定。本研究进行模型比较时，采用比较一阶自回归和无相关（可交换）两种结构时模型的 AIC 的值。为得到真实的似然 AIC 统计数据，本研究用两种结构同时拟合混合模型，选择 AIC 比较小的一个作为最佳相关结构。经过比较，本研究最终选择可交换结构为 GEE 模型的最佳相关结构。连接函数在响应变量为二分量时（如当响应变量为呼吸系统疾病时），选择 Logit 连接函数，在响应变量为连续变量时（如 FEV_1 值），选择常数连接函数。

模型中除性别和身高外，所有的变量均为时变变量。分类变量包括是否暴露（棉纺织工人/丝纺织工人）、性别（男/女）以及呼吸系统疾病（有/无）。暴露停止时间定义为从离开棉尘暴露的工作岗位到调查时的时间（棉纺织工人）或者退休

---

① Zeger S. L., Liang K. Y., "Longitudinal Data Analysis for Discrete and Continuous Outcomes," *Biometrics*, 1986 (42).

到调查时的时间（丝纺织工人），以年为单位。累积内毒素暴露在一些模型中为连续变量［单位为 EU/（m³·年）］，而另一些模型中为分类变量（高/低）。

当所采用的数据由于数量过少而无法拟合 GEE 模型时，采用广义线性模型（GLM）进行统计分析，忽略同一调查对象在不同的调查数据间存在的自相关。为研究棉纺织工人在长期内毒素暴露过程中的健康工人效应，使用带惩罚样条函数的 Cox 模型及惩罚样条函数。采用边缘结构模型来探讨减少跟踪调查研究当中的健康工人效应。GEE、GLM 及 MSM 用 SAS 软件中的 PROC GENMOD 或者 PROC GLM 过程来实现。惩罚样条函数由 R 软件实现。

2.7.1 广义估计方程模型

本研究所采集的数据为重复测量数据，这种数据具有组内相关性，传统方法和一般的广义线性模型由于无法考虑到这种同一调查对象在不同测量时间所得数据所具有的相关性，往往使研究结果产生一定程度的偏差，无法反映数据间的真实关系。1986 年，Zeger 和 Liang 改进了广义线性模型，提出广义估计方程的概念，广义估计方程是在广义线性模型和拟似然方法的基础上提出的一种分析纵向数据的方法，重点是估计组内相关系数。[1] 国内文献中从 1994 年就开始有人介绍这种可以克服

---

① Zeger S. L., Liang K. Y., "Longitudinal Data Analysis for Discrete and Continuous Outcomes," *Biometrics*, 1986 (42).

组内相关性的方法[①]，但是一方面由于国内到目前为止进行的长期重复测量的纵向调查较少，另一方面由于广义估计方程模型的复杂性，国内应用广义估计方程模型对纵向重复调查数据进行分析的还相对较少，而且其中大多数为广义估计方程的理论分析[②]，只有少数将其应用在实际数据分析当中[③]。

通常在分析纵向数据时，均值参数的估计是本研究主要关心的部分。在经典的最大似然估计理论中，估计均值 $E(\mu)$ 参数时，需要给出个体内部响应变量形成的向量联合分布，对于离散的响应变量形成的向量可能需要知道一阶及以上所有阶矩才能确定其联合分布，而这通常无法做到，因此经典的最大似然方法难以使用，而 Zeger 和 Liang 提出的广义估计方程方法具有很大的灵活性，只要正确地指定响应变量的前二阶矩，在一定的正则条件下就可以得到均值参数的无偏估计。广义估计方程方法是基于"估计方程"的概念建立起来的，并且提供了一个非常一般和通用的方法来估计具有离散和连续响应变量的

---

① 高燕宁、蔡文玮、周纪芗：《广义估计方程 GEE1 与纵向资料的回归分析》，《数理医药学杂志》1994 年第 2 期；高燕宁、蔡文玮、刘湘云等：《广义估计方程 GEE1 在婴儿生长监测回归分析中的应用》，《中国卫生统计》1994 年第 5 期。

② 陈启光：《纵向研究中重复测量资料的广义估计方程分析》，《中国卫生统计》1995 年第 1 期；陈峰、任仕泉、陆守曾：《非独立试验的组内相关与广义估计方程》，《南通医学院学报》1999 年第 4 期；陈卫中、杜显刚、张果：《广义估计方程在交叉设计等级资料分析中的应用》，《现代预防医学》2006 年第 7 期；刘祥、张菊英：《有序多分类重复测量资料的广义估计方程分析》，《四川大学学报》（医学版）2006 年第 5 期。

③ 吴海磊、钱吉生、徐兴大：《用广义估计方程研究大气污染对 SARS 发病的影响》，《中国国境卫生检疫杂志》2005 年第 1 期；杨坤达：《用广义估计方程对儿茶素和其它抗氧化剂在植物油中的抗氧化性能比较和分析》，《茶叶通讯》2006 年第 1 期；黄欣欣、洪荣涛、周天枢等：《大气污染与疾病关系的相关及广义估计方程分析》，《中国预防医学杂志》2008 年第 2 期。

模型，推广了通常的广义线性模型下的似然方程，同时结合了响应变量的协方差阵。[①]

假设 y_{ij} 为第 i 个个体的第 j 次测量的应变量（i = 1，2，…，k；j = 1，2，…，t），X_{ij} =（X_{ij1}，X_{ij2}，…，X_{ijp}），为对应于 Y_{ij} 的 p × 1 维解释变量向量，模型的基本构成如下。[②]

（1）指定 Y_{ij} 的边际期望（marginal expectation）是协变量 X_{ij} 线性组合的已知函数：

$$E(Y_{ij}) = \mu_{ij}, g(\mu_{ij}) = \beta_0 + \beta_1 X_{ij1} + \beta_2 X_{ij2} + \cdots + \beta_p X_{ijp} \qquad (2-1)$$

式中，$g(x)$ 称为联接函数，它的作用就是对应变量作变换使之符合正态分布，变量变换的类型依应变量的分布不同而不同；$g(x)$ β =（$\beta_1 \cdots \beta_p$）′为模型需要估计的参数向量。

（2）指定 Y_{ij} 边际方差（marginal variance）是边际期望的已知函数：

$$V_{ar}(Y_{ij}) = V(\mu_{ij}) \cdot \phi \qquad (2-2)$$

式中：$V(\mu_{ij})$ 为已知函数；ϕ 为尺度参数（scale parameter），表示 Y 的方差不能被 $V(\mu_{ij})$ 解释的部分。

（3）指定 Y_{ij} 协方差是边际期望和参数 α 的函数：

$$Cov(Y_{is}, Y_{it}) = c(\mu_{is}, \mu_{it}; \alpha) \qquad (2-3)$$

---

① Zeger S. I., Liang K. Y., "Longitudinal Data Analysis for Discrete and Continuous Outcomes," *Biometrics*, 1986 (42).

② 高燕宁、蔡文玮、周纪芗：《广义估计方程 GEE1 与纵向资料的回归分析》，《数理医药学杂志》1994 年第 2 期。

式中，$c(x)$ 为已知函数，α 为相关参数（correlated parameter），s 和 t 分别表示第 s 次和第 t 次测量。

构造如下广义估计方程为：

$$S(\beta;\alpha,\phi) = \sum_i \left(\frac{\partial \mu_i}{\partial \beta}\right) V_i^{-1}(\mu_i;\alpha)(Y_i - \mu_i) \qquad (2-4)$$

求解方程可得到 β 的一致性估计。其中，V_i 是作业协方差矩阵（working correlated matrix），并有 $V_i = A_i^{1/2} R_i(\alpha) A_i^{1/2}/\phi$。$R_i(\alpha)$ 是 Y_{ij} 的作业相关矩阵，A_i 是以 $V(\mu_{ij})$ 为第 i 个元素的 t 维对角阵。

作业相关矩阵是广义估计方程中的一个重要概念，表示的是应变量的各次重复测量值两两之间相关性的大小。作业相关矩阵的形式通常有以下几种。[①]

（1）等相关，又称可交换的相关（exchangeable correlation），或复对称相关（compound symmetry correlation），假设任意两次观测之间的相关是相等的，这种假设常用于不依时间顺序改变的重复测量资料，本次研究选择的就是这种相关矩阵。

（2）相邻相关，即只有相邻的两次观察值间有关。

（3）自相关（autocorrelation），即相关与间隔次数有关，间隔次数越长，相关关系越小。

（4）不确定型相关（unstructured correlation），即不预先指

---

① 高燕宁、蔡文玮、周纪芗：《广义估计方程 GEE1 与纵向资料的回归分析》，《数理医药学杂志》1994 年第 2 期。

定相关的形式，让模型根据资料特征自己估计。

（5）独立（independent），即不相关（uncorrelated），就是假设应变量之间不相关。

广义估计方程在纵向数据分析中扮演着十分重要的角色，具有很多优点。在估计边际模型中的回归参数时，很多纵向数据分析中 GEE 估计几乎与最大似然估计同样精确和有效；另外，GEE 方法具有稳健的性质，即使个体内部相关性指定错误，仍然能够给出回归参数的无偏估计。

2.7.2 样条函数

样条函数简称样条，是指一类分段（片）光滑并且在各段交接处也有一定光滑性的函数。样条一词来源于工程绘图人员为了将一些指定点连接成一条光滑曲线所使用的工具，即富有弹性的细木条或薄钢条。由这样的样条形成的曲线在连接点处具有连续的坡度与曲率。分段低次多项式、在分段处具有一定光滑性的函数插值就是模拟以上原理发展起来的，它克服了高次多项式插值可能出现的振荡现象，具有较好的数值稳定性和收敛性，由这种插值过程产生的函数就是多项式样条函数。样条函数的研究始于 20 世纪中叶，到了 60 年代它与计算机辅助设计相结合，在外形设计方面得到了成功的应用。样条理论已成为函数逼近的有力工具。它的应用范围也在不断扩大，不仅在数据处理、数值微分、数值积分、微分方程和积分方程数值解等数学领域有着广泛的应用，而且与最优控制、变分问题、统计学、计算几何与泛函分析等学科也有密切的联系。①

本研究采用样条函数的方法探索累积内毒素暴露与棉纺织工人肺功能改变之间的曲线关系，以及在不同的基线工龄条件下工人肺功能对累积内毒素暴露的反应，从而揭示工人健康效应在本研究中所产生的作用。

2.7.3　曲线自由度的选择方法

本研究的样条函数的曲线自由度由生物逻辑合理性与赤池信息准则相结合的方法来选择。赤池信息准则（AIC）是衡量统计模型拟合优良性的一种标准，是由日本统计学家赤池弘次创立和发展的。赤池信息准则建立在熵的概念基础上，可以权衡所估计模型的复杂度和此模型拟合数据的优良性。②

在一般的情况下，AIC 可以表示为：

$$AIC = 2k - 2\ln(L) \tag{2-5}$$

其中，k 是参数的数量，L 是模型的似然函数。赤池信息准则的假设条件是模型的误差服从独立正态分布。

① Cai T. , Betensky R. A. , "Hazard Regression for Interval-censored Data with Penalized Spline," *Biometrics*, 2003 (59); Zhang G. , Little R. , "Extensions of the Penalized Spline of Propensity Prediction Method of Imputation," *Biometrics*, 2008; Eisen E. A. , Agalliu I. , Thurston S. W. , et al. , "Smoothing in Occupational Cohort Studies: an Illustration Based on Penalised Splines," *Occup Environ Med*, 2004 (61).

② Zeka A. , Eisen E. A. , Kriebel D. , et al. , "Risk of Upper Aerodigestive Tract Cancers in a Case-cohort Study of Autoworkers Exposed to Metalworking Fluids," *Occup Environ Med*, 2004 (61).

设 n 为观察数，RSS 为剩余平方和，那么 AIC 变为：

$$AIC = 2k + n\ln(RSS/n) \qquad (2-6)$$

增加自由参数的数目提高了拟合的优良性，AIC 鼓励数据拟合的优良性，但是要尽量避免出现过度拟合的情况。因此，优先考虑的模型应是 AIC 值最小的那一个。赤池信息准则的方法是寻找可以最好地解释数据但包含最少自由参数的模型。

在调查对象样本量（n）小的情况下，AIC 转变为 AICc：

$$AICc = AIC + \frac{2k(k+1)}{n-k-1} \qquad (2-7)$$

当 n 增加时，AICc 收敛成 AIC。因此，AICc 可以应用在任何调查对象样本量大小的情况下。

McQuarrie[①] 把 AICc 定义为：

$$AICc = \ln\frac{RSS}{n} + \frac{n+k}{n-k-2} \qquad (2-8)$$

他提出的另一个紧密相关的指标为 AICu：

$$AICu = \ln\frac{RSS}{n-k} + \frac{n+k}{n-k-2} \qquad (2-9)$$

赤池信息准则被广泛地应用于模型的拟合优良对比上，[②] AIC 的值越小，模型的拟合程度就越好。本研究根据不同的合乎生物学合理性的自由度建立不同的样条函数，再利用赤池信

---

① McQuarrie A. D., "A small-sample Correction for the Schwarz SIC Model Selection Criterion," *Statistics & Probability Letters*, 1999 (1).

② 刘璋温：《赤池信息量准则 AIC 及其意义》，《数学的实践与认识》1980 年第 3 期。

息准则选择其中 AIC 最小的函数作为本研究可以接受的函数。样条函数的 AIC 值计算通过统计软件 R 实现。

2.8　边缘结构模型

2.8.1　边缘结构方程

边缘结构方程（Marginal Structural Equation）是一种新型的因果模型，尤其适用于模型中存在某些时变协变量，这些协变量会影响后续的暴露水平或者处理方法时。[①] 众所周知，职业暴露研究通常将以往的暴露水平或者暴露史作为一个变量放入模型当中，用来估计暴露水平对健康的影响。但是，当所进行的研究是重复测量研究时，这种模型的模拟结果就会产生偏差。虽然目前对于重复测量的建模已经日趋完善，也产生了应对不同偏差来源的各种统计学新方法和模型，比如，Liang 等的广义估计方程模型可以解决重复测量过程中同一调查对象健康情况相互有关联等。但是，从健康工人效应的方面考虑，调查对象也会受到健康情况的影响从而改变未来的暴露状况。比如，非常典型的情况是，调查对象由于某种疾病而接受药物治疗，是否需要接受治疗是由身体本身的某种生物学指标（比如

---

① Robins J., "Marginal Structural Models,", *1997 Proceedings of the Section on Bayesian Statistical Science*, Virginia, American Statistical Association, 1998; Robins J., "Marginal Structural Models Versus Structural Nested Models as Tools for Causal Inference," *Statistical Models in Epidemiology: The Environment and Clinial Trials*, Springerverlag, 1999; Robins J. M., "Correction for Non-compliance in Equivalence Trials," *Stat Med*, 1998 (7).

血压）来决定的，而接受治疗本身也会影响这个生物指标，从而影响未来是否还要继续接受治疗。又如，以往暴露较多的调查对象，可能会由于健康原因调动到暴露相对较小的工作岗位或者离开岗位等。当这种既是以往暴露的结果同时又会影响以后暴露量的变量（调岗）存在时，标准的建模方法就会因为无法考虑到这一变量的影响而产生偏差。边缘结构方程就是解决这一问题的新方法。

2.8.2　反概率权重的定义

假设有暴露水平 A（0 或 1），连续应变量 Y，二分量应变量 D（0 或 1），潜在混杂因素矩阵 L。

反概率权重（IPW）是指：

$$W = \frac{1}{f(A|L)} \qquad (2-10)$$

每一个调查对象在假想调查对象中都可以有自己单独的权重 W，W 的分母是在 L 条件下发生的已经观察到的暴露情况的概率，f 是随机变量 A 在 L 条件下的概率密度函数，对于 A 是离散变量的情况，$E[Y|A=1] f(a) = \Pr(A=a)$。

如图 2-2 所示，在本研究所观测或者说进行研究的调查对象中，一部分为无棉尘暴露的调查对象，其余的为有棉尘暴露的调查对象。而如果本研究能够知道假设研究调查对象全部为无棉尘暴露的肺功能期望值以及假设全部调查对象为有棉尘暴露的肺功能期望值，本研究就可以明确棉尘暴露与本研究的输出值肺功能之间的因果关系。但是，现实当中，研究的调查对象只能是一部分接受到了棉尘暴露，而另一部分未接受棉尘暴露，也正因为如此，本研究由观测所得出的结果，只能表现出暴露与应变量之间的关联（而非因果）关系。

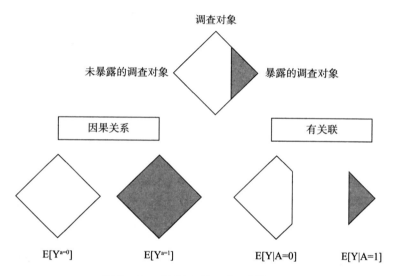

图 2-2 反概率处理权重的原理

如果所有调查对象都在暴露水平下，则应变量的平均期望可以表示为：

$$E\left[Y^{a=1}\right]$$

其中 $Y^{a=1}$ 是各个调查对象在 a=1 时的应变量。

如果所有调查对象都不在暴露水平下，则应变量的平均期望可以表示为：

$$E\left[Y^{a=0}\right]$$

其中 $Y^{a=0}$ 是各个调查对象在 a=0 时的应变量。

两个平均期望的差值，或者说暴露所产生的结果可以表示为：

$$E[Y^{a=1}] - E[Y^{a=0}]$$

如果这个抽样是一个完美的随机抽样，那么暴露对结果的影响就可以通过回归模型表达出来，比如，$E[Y \mid A] = \theta_0 + \theta_1 A$，但是，研究通常不会有这样完美的随机抽样，本研究只是观察调查对象，这些调查对象受到各种混杂因素的影响，在这些因素被控制的前提下，暴露和非暴露调查对象具有可换性。此时，IPW 可以创造一个不受混杂因素控制的、暴露和非暴露调查对象具有可换性的假想调查对象，即通过一定的方式将暴露组和非暴露组的混杂因素均衡，或者说，创造出具有相同的混杂条件的暴露调查对象和非暴露调查对象。

反概率处理权重的思想是将原有的观测调查对象按照现有混杂变量的特征，制造出原观测调查对象数量相等的虚构调查对象，虚构调查对象补足了与原有调查对象事实条件相反的部分，从而消除混杂变量对应变量的影响。举个简单的例子，一组调查对象共 20 人，其中，暴露组 8 人、非暴露组 12 人。暴露组中 3 名男性、5 名女性，非暴露组中 7 名男性、5 名女性，假设协变量只有性别，应变量为某种疾病是否发生。IPW 创造了一组虚构调查对象，虚构调查对象组与原调查对象组调查对象数量相同，均为 20 人。其中暴露组与非暴露组的人数则正好相反，暴露组 12 人，非暴露组 8 人。暴露组中的男女比例与原调查对象组相同，均为 3 : 5，即男性 4.5 人，女性 7.5 人，非暴露组的男女比例也与原调查对象非暴露组相同，均为 7∶5，即男性 14/3 人，女性 10/3 人。这样一来，通过创造一个虚构的调查对象组，调查对象总数量达到 40 人，同时通过这个调查对象组，也使得暴露组和非暴露组中的人数相等，均为 20人，而且虚构调查对象组的男性和女性的比例与真实调查对象组男性和女性的比例相一致。

反概率权重（IPW）是指有暴露调查对象的平均应变量是无暴露调查对象平均应变量的一致性估计；反过来，对于无暴露调查对象的平均应变量也是一样的。

IPW 有以下两个性质：其一，IPW 考虑了混杂因素 L；其二，IPW 模拟了调查对象总体可能发生的情况，比如，如果调查对象总体中的所有调查对象都有暴露，那么协变量 L 的分布就和其在标准调查对象总体中的分布一致。

2.8.3　反概率权重的特点和使用范围

IPW 的使用条件简单说来就是抽样的随机性，具体包括可交换性和正态性。

可交换性：同一暴露水平以及同一协变量水平下，抽样是随机的并且没有未测量到的混杂变量。

正态性：要求研究数据是正态分布的。

IPW 为解决既受过往暴露影响同时又影响未来应变量的时变变量存在于研究过程中的情况，它的优点主要包括计算敏感性低；通常为暴露建模比为应变量建模更加容易，而且在存在时变设计的研究中，或者存在时变混杂变量的研究中易于应用；可以应用于无效假说的参数；容易确定非正态分布的情况；与 g-null 不自相矛盾。但是 IPW 也有其自身的缺点，比如对非正态数据（或非高斯数据）比较敏感以及需要结构模型等。

IPW 的应用范围很广，尤其适用于当所选择的调查对象当中存在自选择偏差（self-selection bias）的情况。自选择偏差可以导致暴露与应变量之间的因果关系难以确定，因此，一直是统计学中一个难以解决的问题。

2.8.4　稳定权重和非稳定权重

上述介绍的 IPW 称为非稳定权重。它创造了一组虚构的调查对象，虚构调查对象中的调查对象数量与原调查对象相等。稳定反概率处理权重（IPTW）是使用 IPW 后，虚构调查对象数加真实调查对象数等于原调查对象数的一种方法。稳定反概率处理权重表示为：

$$SW = \frac{f(A)}{f(A|L)} \qquad (2-11)$$

综上，反概率处理权重的通用形式为：

$$\frac{E\left[g(A)\dfrac{I(A=a)\,Y}{f(A|L)}\right]}{E\left[g(A)\dfrac{I(A=a)}{f(A|L)}\right]} = \frac{g(a)\,E[Y_a]}{g(a)} = E[Y_a] \qquad (2-12)$$

任何 A 和 $g(A)$ 的函数可以用作分母权重，但不能是 L 的函数；当 $g(A)=1$ 时，此式为非稳定权重；当 $g(A)=f(a)$ 时，此式为稳定权重。

2.8.5　边缘结构模型

边缘结构模型（Marginal Structural Model，MSM）是哈佛大学公共卫生学院生物统计系的 James Robins 教授于 1998 年提出的，是基于条件互换性假设的、带权重的回归模型。这一模型的提出是 IPTW 应用的重大进展，非常有价值的一点是研究人员可以通过模型估计出相关参数的 95% 置信区间，这是单纯应用 IPTW 所做不到的。

边缘结构模型之所以被称为"结构"模型，是因为边缘结构模型按其应变量可以分为观测应变量和反事实应变量两种，而对于反事实数据作为输出部分的模型称为"结构"模型或者"因果"模型。而边缘结构模型之所以被称为"边缘"模型，是因为边缘结构模型允许某些混杂的时变变量不作为协变量被包括在最后的模型当中。

边缘结构模型采用 IPTW 的稳定形式，即稳定反概率处理权重。这是因为，如果采用非稳定权重，非常小数量的暴露调查对象很可能得到一个特别高的权重，而使得非稳定权重产生特别高的方差，而稳定权重恰好可以解决这一问题。

本研究将深入地研究将边缘结构模型应用于职业暴露跟踪调查研究的方法，用 MSM 处理棉纺织工人长期跟踪调查研究中出现的健康工人效应所造成的，对暴露对工人肺功能影响的过低估计。

3 内毒素暴露终止对棉纺织工人肺功能影响的研究

3.1 棉纺织工人及丝纺织工人的人口学特征对比分析

本前瞻性研究调查开始的时间为 1981 年，分别于 1986 年、1992 年、1996 年、2001 年及 2006 年进行了共计 6 次跟踪调查研究。

图 3 - 1 显示了在历次跟踪调查研究中参与调查的人数。棉纺织工人和丝纺织工人在历次调查中参与的人数基本持平，均保持了较高的跟踪率（≥70.9%），并且，棉纺织工人的跟踪率总体要高于丝纺织工人。

作为本研究的主要关注变量，FEV_1 值反映了工人的肺功能水平。图 3 - 2 显示了历次调查中工人的平均 FEV_1 值。从图中可以明显地看出，无论是棉纺织工人还是丝纺织工人，工人的

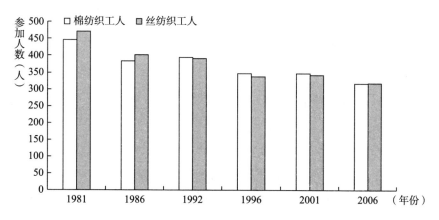

图 3-1 历次跟踪调查研究的参加人数

平均 FEV_1 值均随着时间的延长而不断降低。但是，通过简单的描述性统计，从图 3-2 中无法看出棉纺织工人和丝纺织工人在平均 FEV_1 上改变量的明显差异，参与各次调查的棉纺织工人和丝纺织工人的平均 FEV_1 基本持平。

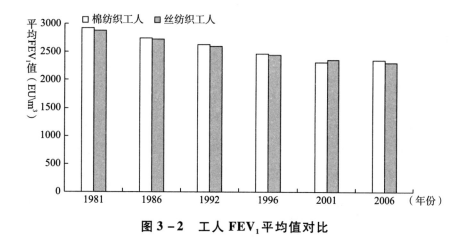

图 3-2 工人 FEV_1 平均值对比

由表 3-1 及表 3-2 可以看出作为调查对象的棉纺织工人组和作为对照组的丝纺织工人组在人口学特征方面的对比。在

2006 年的最后一次调查中，调查对象组比对照组的跟踪率稍高。两组工人在年龄、身高、总吸烟量、基础 FEV_1、暴露停止或退休工人数、暴露停止时间上没有明显的统计学差异，具备两组调查对象进行对照研究的基本条件。棉纺织工人组的吸烟人数略高于丝纺织工人组。

表 3 - 1 棉纺织工人人口学特征

	棉纺织工人	
	1981 年	2006 年
人数（%）	447（100）	316（70.7）
年龄	37.8 ± 10.6	60.8 ± 10.0
身高（cm）	163.9 ± 7.5	162.9 ± 7.7
男性人数（%）	213（47.7）	143（45.1）
吸烟人数（%）[1]	163（36.5）	111（35.0）
总吸烟量（包/年）[2]	8.5 ± 9.8	27.2 ± 17.9
基础 FEV_1（ml）	2919.7 ± 838.4	2959.6 ± 707.6
暴露停止或退休人数（%）	0	280（88.3）
暴露停止时间（年）	0	12.8 ± 5.2
FEV_1 年均改变量（ml/年）	—	-25.6 ± 14.5[3]
呼吸系统疾病		
慢性支气管炎（%）	96（21.5）	17（5.4）
慢性咳嗽（%）	87（19.5）	6（1.9）
呼吸困难[4]（%）	67（15.0）	64（20.2）
棉尘病（%）	34（8.0）	5（1.6）

注：除非特别说明，表内数据表示为平均值 ± 标准差 $(\bar{x} \pm sd)$。

[1] p < 0.0001，与对照组比较，具有显著的统计学差异。

[2] 仅在吸烟人群中统计。

[3] 与丝纺织工人比较，p = 0.02，具有显著的统计学差异。

[4] 在呼吸困难分级 1~5 级中，大于 2 级的被列入发病范围，其中 1 = 无呼吸困难，2 = 在正常平坦道路上由于呼吸困难比同龄人行走缓慢，5 = 休息时也呼吸困难。

表 3 - 2　丝纺织工人人口学特征

	丝纺织工人	
	1981 年	2006 年
人数（%）	472（100）	318（67.4）
年龄	36.6 ± 10.7	61.0 ± 10.0
身高（cm）	162.5 ± 7.3	161.8 ± 7.4
男性人数（%）	199（42.2）	128（40.3）
吸烟人数（%）[1]	124（26.3）	90（28.3）
总吸烟量（包/年）[2]	9.2 ± 10.0	27.4 ± 17.4
基础 FEV_1（ml）	2867.9 ± 792.4	2886.8 ± 672.5
暴露停止或退休人数（%）	0	290（91.2）
暴露停止时间	0	13.4 ± 4.2
FEV_1 年均改变量（ml/年）	—	- 22.5 ± 12.5
呼吸系统疾病		
慢性支气管炎（%）	36（7.6）	19（6.0）
慢性咳嗽（%）	33（7.0）	10（3.1）
呼吸困难[3]（%）	18（3.8）	44（13.8）
棉尘病（%）	0	0

注：除非特别说明，表内数据表示为平均值 ± 标准差（$\bar{x} \pm sd$）。

[1] p < 0.0001，与对照组比较，具有显著的统计学差异。

[2] 仅在吸烟人群中统计。

[3] 在呼吸困难分级 1 ~ 5 级中，大于 2 级的被列入发病范围，其中 1 = 无呼吸困难，2 = 在正常平坦道路上由于呼吸困难比同龄人行走缓慢，5 = 休息时也呼吸困难。

虽然截至 2006 年，丝纺织工人的退休时间略长于棉纺织工人的暴露终止时间，但从 1996 年第四次调查开始，棉纺织工人在暴露终止时间上增加比较多。在最后一次调查中，棉纺织工人组的 FEV_1 年均改变量明显低于对照组。在呼吸系统疾病方面，棉纺织工人在 1981 年基线调查时各种呼吸系统疾病的发病率均高于对照组。而在 2006 年，棉纺织工人的慢性支气管炎以及慢性咳嗽的发病率均低于对照组。截至各自的退休时间，棉纺织工人和丝纺织工人的平均期望 FEV_1 与 1981 年 FEV_1 的比值分别为 99.30 ± 15.27% 和 100.00 ± 14.89%。最后，截至 2003 年（这一年，本课题组的另一小组进行了关于工人死亡及死因的调查），已死亡的工人包括 40 个棉纺织工人（9.0%）和 31 个丝纺织工人（6.6%）。

对于截至各自的退休时间，棉纺织工人和丝纺织工人的平均期望 FEV_1 与 1981 年 FEV_1 的比值（分别为 99.30 ± 15.27% 和 100.00 ± 14.89%）以及在最后一次跟踪调查研究时，棉纺织工人和丝纺织工人的平均期望 FEV_1 与 1981 年 FEV_1 的比值（分别为 106.32 ± 19.17% 和 109.79 ± 19.33%）均出现过高的现象，并不能说明棉纺织工人和丝纺织工人的 FEV_1 值或者肺功能在不断地改善或者提高。这种现象发生的原因，可能是在跟踪调查过程中由于身体原因或者调动工作等，调查损失了一部分相对不够健康的调查对象，这些相对不够健康的调查对象往往有着较低的基线 FEV_1 值以及存在更高的呼吸系统疾病的发生率，这样就使得本研究损失了在 25 年跟踪调查过程中 FEV_1 值变化量最大的一部分调查对象，这部分调查对象会导致仍然参与各次调查的工人显得比较健康。

3.2　内毒素暴露水平分级划分标准的选定

许多研究证明，暴露在高水平内毒素下的工人比暴露在低水平内毒素下的工人更容易出现急性肺功能损失，暴露在高水平内毒素下的工人有更高的呼吸系统疾病发生率。[①] 但是，学界对内毒素水平高低的分界却没有一个明确的规定。一般情况下，研究者会选择全部样本累积暴露量的中位数作为判定内毒素水平高低的分界线，也有很多研究选择将内毒素累积暴露水平按 4 分位点分成最低、低、高、最高四组进行比较。综合考虑以往的研究，本研究认为只有在分析当中选择足够高水平的内毒素暴露分界点，才能使研究更加清楚地发现高水平暴露者和低水平暴露者之间在肺功能改变方面的差异。因此，本研究选择 75% 分位数作为本研究内毒素暴露高低水平的分界点。

表 3 - 3 列出了 6 次调查当中棉纺织工人累积内毒素暴露的范围以及每次调查中内毒素暴露高低水平的分位点。由表 3 - 3 可以看出，在 1996 年第四次调查以后，棉纺织工人累积内毒素暴露的范围以及暴露水平的分位点基本不变。这一方面是因为，1996 年以后，很多工人（47%）由于退休或者下岗离开棉纺织工厂，累积暴露量不再增加；另一方面，1996 年以

①　Oldenburg M., Latza U., Baur X., "Exposure-response Relationship between Endotoxin Exposure and Lung Function Impairment in Cotton Textile Workers," *Int Arch Occup Environ Health*, 2007 (8); Sherman C. B., Xu X., Speizer F. E., et al., "Longitudinal Lung Function Decline in Subjects with Respiratory Symptoms," *Am Rev Respir Dis*, 1992 (146).

后，两个棉纺织厂开始广泛地使用人造纤维替代棉花，这也导致了内毒素水平的下降。另外，1997年，两个棉纺织厂由于经营不善倒闭，也影响了累积内毒素暴露水平，但是一部分工人仍然在棉纺织行业工作至2006年最后一次调查。

表3-3　棉纺织工人累积内毒素暴露的范围以及分位点

单位：EU/m^3

调查时间	累积内毒素暴露范围	暴露的75%分位点
1981 年	108. 45 ~ 174836. 44	32111. 50
1986 年	282. 61 ~ 182796. 88	43771. 26
1992 年	647. 44 ~ 214908. 62	60924. 39
1996 年	728. 16 ~ 230239. 94	75183. 12
2001 年	728. 16 ~ 230239. 94	77316. 13
2006 年	728. 16 ~ 230239. 94	75876. 31

3.3　肺功能与内毒素暴露终止的关系分析

棉纺织工人的内毒素暴露终止的原因有以下几个方面。一是工人在法定年龄退休，这是比较普遍的一种原因，经过核查，上海的两个棉纺织厂和一个丝纺织厂根据我国法律规定的工人的退休年龄，男性工人的退休年龄为60岁，女性工人的退休年龄为55岁。二是工人由于身体健康原因而提前退休。三是工人在工作过程中发生了工作性质的变动，由棉纺织厂调动到非棉生产企业，或者由存在棉尘暴露的岗位调动到非棉尘暴露的岗位。四是由于企业机制改革出现部分工人下岗，工人不再暴露于棉尘环境或者内毒素环境当中。对于丝纺织工人，由于不存在棉尘暴露的问题，工人以其退休年龄作为模型中的退休时间计算的根据。

图3-3和图3-4统计了历次调查时，棉纺织工人和丝纺织工人中已经退休或者已经停止暴露的工人人数和时间。

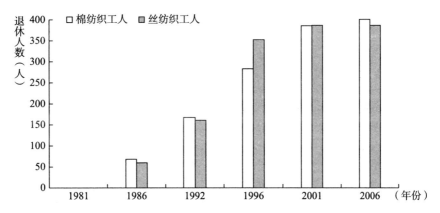

图3-3　历次调查中已经退休或者已经停止暴露的工人人数

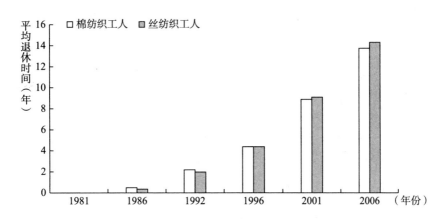

图3-4　历次调查中工人的平均退休时间或已经停止暴露的时间

由图 3 - 3 和图 3 - 4 可以看出，在第一次调查的 1981 年，本研究所选取的调查对象均为在岗工人，已退休人数为 0。随着跟踪调查的推进，从 1986 年进行的第二次调查开始，棉纺织工人和丝纺织工人中陆续开始出现已经停止暴露或者已经退休的工人。但是，在 1986 年和 1992 年的两次调查中，已经停止暴露或者已退休的工人数量相对较少，且棉纺织工人数量略高于丝纺织工人数量。较大的变化发生在 1996 年，出现这一变化的原因，一方面是由于在这一年，达到法定退休年龄的工人呈现集中增加的趋势；另一方面，两个棉纺织厂和一个丝纺织厂的企业改革和调整造成了这些企业的工人集中出现下岗和调动工作的现象。其中棉纺织厂在这一阶段已经开始从主要使用纯棉生产材料向主要使用合成纤维生产材料转变，棉纺织工人的累积内毒素暴露量在这一年不再大幅度增加，到 2001 年和 2006 年，内毒素累积暴露量基本不变。在 2001 年的第五次调查以后，参与调查的工人基本全部退休或者停止棉尘暴露，因此，在 2006 年的调查中，棉纺织工人和丝纺织工人的退休人数或者停止暴露的人数基本和 2001 年持平。另外，从图 3 - 3 可以看出，丝纺织工人在 2006 年的退休人数略低于 2001 年的退休人数，这是因为在 2006 年，调查过程中损失了一部分工人，即有一部分已经停止暴露的工人参与了 2001 年的调查而未参与 2006 年的调查。

值得一提的是，在本研究的数据处理阶段，还涉及一个关于工人是否停止暴露或者已退休的数据处理方法，如果工人在当次调查前有数据表明已经停止暴露或者已经退休，而当次以及当次以后均未参与调查，则认为该工人在当次及当次以后的调查中均为已停止暴露或者已经退休；如果工人在当次调查前有数据表明已经停止暴露或者已经退休，而当次未参与调查，在以后的调查中均显示该工人已停止暴露或者已退休的，认为该工人在当次及当次以后的调查中均为已停止暴露或者已经退休；在以后的调查中又显示该工人未停止暴露或者未退休的，认为该工人在当次的退休状态和时间为删失（即无有效值）。

慢性肺功能的改变趋势可以由每个 5 年间的肺功能改变趋势得到，图 3 - 5 在通过 GEE 模型调整了年龄、身高、性别、吸烟状况以及内毒素暴露水平后，比较了全体棉纺织工人、全体丝纺织工人、高内毒素暴露水平下的棉纺织工人以及低内毒素暴露水平下的棉纺织工人 5 年 FEV_1 改变量的平均值。

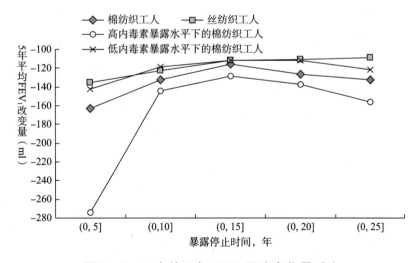

图 3 - 5　工人的 5 年 FEV_1 平均变化量对比

由图 3-5 可以看出，在高内毒素暴露水平下的棉纺织工人一直是 5 年平均 FEV_1 损失最多的一组，丝纺织工人的肺功能损失整体最少。在刚刚终止内毒素暴露后的 0 ~ 5 年间，各组的 5 年平均 FEV_1 下降水平均较大，高内毒素暴露组的工人则达到了 274.34ml。暴露终止之后的 0 ~ 10 年间，可以看到 FEV_1 下降程度有较大的缓解，高内毒素暴露下的棉纺织工人缓解的程度最大，而暴露在低水平内毒素下的棉纺织工人和对照组的丝纺织工人的缓解程度基本持平。在内毒素暴露停止后的 10 ~ 15 年间，FEV_1 下降的缓解情况逐渐持平，FEV_1 保持着稳定的 5 年平均下降水平。对于棉纺织工人，内毒素暴露停止后较长时间后（15 ~ 25 年），FEV_1 的 5 年平均改变又开始有降低的趋势。相反，对于丝纺织工人，退休后就一直保持着平稳的 FEV_1 下降程度的缓解趋势，尽管随着时间的延长，这种缓解的程度也越加缓慢。

由于图 3-5 的图形空间限制，为防止 95% 置信区间互相叠加无法看清，将图中各点所对应的 95% 置信区间列于表 3-4 中。

表 3-4　图 3-5 对应的 95% 置信区间

单位：ml

暴露停止时间 （年）	棉纺织工人	丝纺织工人	高内毒素暴露水平 下的棉纺织工人	低内毒素暴露水平 下的棉纺织工人
(0, 5]	66.79	19.88	79.97	57.49
(0, 10]	54.90	30.68	54.15	54.58
(0, 15]	49.86	35.45	46.94	51.69
(0, 20]	49.97	35.43	46.13	51.62
(0, 25]	50.63	38.11	47.72	51.86

　　以往的研究所关注的往往是暴露停止时间或者暴露停止状态与肺功能改变的直线关系，但是由图 3 – 5 可以看出，暴露时间与 5 年 FEV_1 平均改变之间呈现出一种二次曲线的关系。内毒素暴露停止使棉纺织工人 FEV_1 下降情况改善的最佳值出现在内毒素暴露停止后 10 ~ 15 年这个时间，而对于丝纺织工人，未发现退休时间与 FEV_1 改变的非直线性关系。根据这一结果，本研究以 25 年来 5 年 FEV_1 平均改变值作为响应变量，控制年龄、身高、性别、吸烟量等其他影响变量，用 GEE 模型拟合暴露停止时间与 FEV_1 慢性改变之间的剂量—反应关系，拟合结果如表 3 – 5 所示。

表 3 – 5　所有工人各变量与 5 年 FEV_1 改变（ml）之间的剂量—反应关系[1]

	所有工人	
	系数估计值 ± 标准误	P 值
年龄	− 1.59 ± 0.36	< 0.0001
身高（cm）	− 2.04 ± 0.47	< 0.0001
男性	− 32.84 ± 8.17	< 0.0001
总吸烟量（包/年）	− 1.24 ± 0.36	< 0.001
暴露停止时间（年）	9.67 ± 1.47	< 0.0001
（暴露停止时间）[2] [2]	− 0.26 ± 0.09	< 0.01
有棉尘暴露	− 8.74 ± 4.85	0.07

　　注：除非特别说明外，表内数据均表示为系数估计值 ± 标准误。

[1] 所有的 447 个棉纺织工人和 472 个丝纺织工人的数据资料都应用在 GEE 模型中，除身高和性别外，其余变量均为时变变量。

[2]（暴露停止时间）^{2}：暴露停止时间的平方。

为了便于理解，图 3-6 表明了模型关于变量系数估计的意义。假设有调查对象 A 和调查对象 B，年龄相差 1 岁。在同一个 5 年区间内，调查对象 A 的 FEV_1 值改变量为 -100.0ml，B 的 FEV_1 改变量为 -101.46ml，此时，关于年龄的系数估计即为二者之间 FEV_1 改变量的差值。其余变量系数估计的意义以此类推。

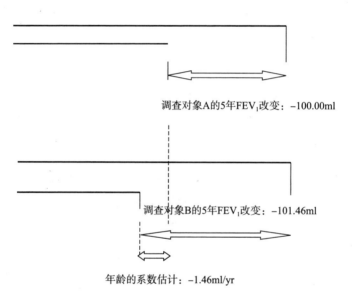

调查对象A的5年FEV_1改变：-100.00ml

调查对象B的5年FEV_1改变：-101.46ml

年龄的系数估计：-1.46ml/yr

图 3-6　GEE 模型中的变量系数估计的意义示意

表 3-5 至表 3-7 的数据分析结果表明，对于所有工人，年龄与 FEV_1 的慢性变化呈负相关关系，随着年龄的增长，代表肺功能慢性改变的 FEV_1 值也越来越低；身高与 FEV_1 的慢性变化呈负相关关系，身高越高，FEV_1 值越低；相较于女性，男性会损失更多的 FEV_1；工人吸烟量越多，肺功能的慢性损失也就越多；有棉尘暴露的棉纺织工人比丝纺织工人 FEV_1 降低

更多。以上关系在模型中的参数估计都具有显著的统计学意义。当将研究对象局限在只有棉纺织工人或者只有丝纺织工人范围内时，同样的，年龄、身高、女性、吸烟量均与5年平均FEV_1改变呈显著的统计学负相关。对于内毒素暴露量对棉纺织工人慢性肺功能的影响，这里未见统计学显著的量化关系，可能是由于本研究选择的代表肺功能慢性改变的响应变量（5年FEV_1平均变化）在当累积内毒素暴露为连续变量时不够敏感，或者还有其他可能的内毒素与FEV_1慢性改变之间剂量—反应关系，对于这种情况，在后续的研究中将进一步进行分析。

表3-6　棉纺织工人各变量与5年FEV_1改变（ml）之间的

剂量—反应关系[1]

	棉纺织工人	
	系数估计值 ± 标准误	P 值
年龄	− 2.01 ± 0.65	< 0.01
身高（cm）	− 2.16 ± 0.79	< 0.01
男性	− 56.87 ± 12.18	< 0.0001
总吸烟量（包/年）	− 1.74 ± 0.57	< 0.01
暴露停止时间（年）	11.64 ± 2.43	< 0.0001
（暴露停止时间）[2] 2)	− 0.38 ± 0.16	< 0.05
累积内毒素暴露，1000EU/（$m^3 \cdot$年）	0.15 ± 0.10	0.15

注：除非特别说明外，表内数据均表示为系数估计值 ± 标准误。

[1] 所有的447个棉纺织工人的数据资料都应用在 GEE 模型中，除身高和性别外，其余变量均为时变变量。

[2] （暴露停止时间）^{2}：暴露停止时间的平方。

表 3 - 7 丝纺织工人各变量与 5 年 FEV$_1$ 改变（ml）之间的剂量—反应关系[1]

	丝纺织工人	
	系数估计值 ± 标准误	P 值
年龄	- 1.55 ± 0.44	< 0.001
身高（cm）	- 1.68 ± 0.61	< 0.01
男性	- 38.47 ± 10.88	< 0.001
总吸烟量（包/年）	- 0.61 ± 0.41	0.13
暴露停止时间（年）	5.58 ± 0.85	< 0.0001

注：除非特别说明外，表内数据均表示为系数估计值 ± 标准误。

[1] 所有的 472 个丝纺织工人的数据资料都应用在 GEE 模型中，除身高和性别外，其余变量均为时变变量。

对于本研究所关注的暴露停止时间与肺功能慢性改变的关系，表 3 - 5 至表 3 - 7 证实了本研究在图 3 - 5 分析时所得出的结论：对于棉纺织工人，暴露停止时间与 FEV$_1$ 慢性改变之间存在明显的二次函数关系，暴露停止时间每增加 1 年，棉纺织工人的 5 年 FEV$_1$ 平均改变就升高 11.64ml；相反的，对于丝纺织工人，暴露停止时间与 FEV$_1$ 呈统计学明显的直线性相关关系，退休时间每增加 1 年，丝纺织工人的 5 年 FEV$_1$ 平均改变就升高 5.58ml（当把退休时间作为二次函数放入模型时，所有的关于退休时间的参数估计均没有显著的统计学意义，这说明，退休时间与丝纺织工人的 FEV$_1$ 改变之间不存在二次函数关系）。从暴露停止时间的系数估计也可以看出，暴露停止后，棉纺织工人 FEV$_1$ 下降缓解的速度明显高于丝纺织工人，几乎是丝纺织工人的 2 倍。同时，根据二次函数的性质也可以推算出，在棉纺织工人暴露停止后，FEV_1 下降缓解的过程中，存在一个缓解趋势的最高值点，根据本研究的系数估计，这一最高值点出现在暴露停止后的 15.32 年（ $-\dfrac{11.64}{2 \times (-0.38)} = 15.32$ ），这一结论也与本研究在图 3-5 观测到的情况吻合。

目前，国内外都很少有关于内毒素暴露停止与 FEV_1 慢性改变之间剂量—反应关系的研究。[1] 本研究的 25 年跟踪调查研究是目前世界上跟踪时间最长的棉纺织工人职业暴露调查研究之一。这让研究者有充分的暴露终止数据资料来研究暴露终止与慢性肺功能损失之间的关系。

以往的研究一般假定暴露停止的时间与工人的肺功能慢性改变呈线性关系。[2] 但是本研究发现，棉纺织工人的暴露停止时间与肺功能慢性改变之间呈二次线性关系，这一关系可以从两方面加以解释。第一，棉纺织工人在结束了在内毒素下的长期暴露以后，暴露终止对肺功能损失的缓解可能会持续到死亡为止。第二，在经历了一段时间以后，这种缓解达到一个峰值，这一峰值发生在内毒素暴露终止以后的 15 年左右。对于丝纺织工人，退休时间与肺功能慢性改变之间更加接近于直线关系，在

---

[1] Mandryk J., Alwis K. U., Hocking A. D., "Work-related Symptoms and Dose-response Relationships for Personal Exposures and Pulmonary Function among Woodworkers," *Am J Ind Med*, 1999 (35); Checkoway H., Pearce N., Hickey J. L., et al., "Latency Analysis in Occupational Epidemiology," *Arch Environ Health*, 1990 (45).

[2] Oldenburg M., Latza U., Baur X., "Exposure-response Relationship between Endotoxin Exposure and Lung Function Impairment in Cotton Textile Workers," *Int Arch Occup Environ Health*, 2007 (8); Wang X. R., Zhang H. X., Sun B. X., et al., "Cross-shift Airway Responses and Long-term Decline in FEV1 in Cotton Textile Workers," *Am J Respir Crit Care Med*, 2008 (177).

退休 15～20 年以后，对肺功能下降的缓解速度开始降低。

与暴露在高水平内毒素下的棉纺织工人相比，暴露在低水平内毒素下的棉纺织工人的 FEV_1 损失较少，从图 3-5 也可以看出，在停止暴露 10 年以后，暴露在低水平内毒素下的棉纺织工人的 FEV_1 下降值甚至可以达到和对照组相当的水平。但是值得注意的是，虽然暴露在低水平内毒素下的棉纺织工人的 FEV_1 下降值几乎可以达到与丝纺织工人相当的正常水平，但是他们的肺功能是无法恢复到正常水平的，他们的 FEV_1 始终保持着负增长。

鉴于截至各自的退休时间，棉纺织工人和丝纺织工人的平均期望 FEV_1 与 1981 年 FEV_1 的比值（分别为 99.30 ± 15.27% 和 100.00 ± 14.89%）以及在最后一次跟踪调查研究时，棉纺织工人和丝纺织工人的平均期望 FEV_1 与 1981 年 FEV_1 的比值（分别为 106.32 ± 19.17% 和 109.79 ± 19.33%）过高的现象，表 3-8 分析了当响应变量是百分比平均期望 FEV_1 时模型各变量的系数。由表 3-8 可知，暴露停止时间及其平方项仍然对百分比平均期望 FEV_1 有统计学显著的提升作用。暴露停止有助于减少内毒素暴露对棉纺织工人肺功能造成的伤害，高水平的平均期望 FEV_1 值并不会影响本研究中暴露停止时间对工人肺功能影响的结论。

表 3-8　响应变量为平均期望 FEV_1 时的参数估计[1]

	参数估计	标准误	95% 置信区间	Pr > ∣Z∣
常数项	0.9908	0.0046	(0.9818, 0.9999)	<.0001

	参数估计	标准误	95% 置信区间	Pr > ∣Z∣
暴露终止时间（年）	0.0015	0.0009	（−0.0002，0.0032）	0.0819
（暴露终止时间）[2] 2)	0.0002	0.0001	（0.0001，0.0003）	0.0025
吸烟量（包/年）	0.0003	0.0004	（−0.0006，0.0011）	0.5449

注：1) 所有的 447 个棉纺织工人的数据资料都应用在 GEE 模型中，除身高和性别外，其余变量均为时变变量。

2)（暴露停止时间）[2]：暴露停止时间的平方。

3.4　吸烟与非吸烟人群的比较分析

为了解吸烟习惯不同的工人暴露停止时间或者退休时间对其肺功能（FEV_1）恢复的影响是否存在差异，本研究分析了将工人按照吸烟习惯分组时暴露停止时间或者退休时间对其肺功能恢复的影响。

当将工人按性别和吸烟状况分组时，拟合 5 年 FEV_1 平均改变的模型结果如表 3 − 9 和表 3 − 10 所示。结果显示，在各个分类小组中，棉纺织工人在暴露停止后的慢性肺功能下降缓解速度优于丝纺织工人。男性棉纺织工人中，吸烟者的肺功能下降缓解情况比不吸烟者要好。而男性丝纺织工人中未见这一现象，吸烟者和不吸烟者有近似的肺功能下降缓解速度。棉纺织工人中，女性不吸烟者的暴露停止时间每增加 1 年，5 年 FEV_1 平均改变值就比男性不吸烟者增加 14.58ml（统计学显著）。而丝纺织工人的女性不吸烟者保持着与男性不吸烟者相仿的缓解速度。

表 3 - 9　棉纺织工人暴露停止时间对吸烟和不吸烟工人 FEV$_1$改变（ml）的影响[1]

	棉纺织工人	
	不吸烟	吸烟
所有工人人数（人）	270	177
暴露停止时间（年）	*11.55 ± 3.16*[2]	*14.03 ± 4.36*
男性人数（人）	50	161
暴露停止时间（年）	9.37 ± 10.85	*14.26 ± 5.11*
女性人数（人）	216	14
暴露停止时间（年）	*14.58 ± 3.34*	——[3]

注：除非特别说明外，表内数据均表示为系数估计值 ± 标准误。

[1] 所有的 447 个棉纺织工人的数据资料都应用在 GEE 模型中，除身高和性别外，其余变量均为时变量，部分工人由于未报告吸烟情况而被模型删除。

[2] 具有显著统计学差异的用斜体表示。

[3] 由于调查对象量过少，GEE 模型无法运行。

表 3 - 10　丝纺织工人暴露停止时间对吸烟和不吸烟工人 FEV$_1$改变（ml）的影响[1]

	丝纺织工人	
	不吸烟	吸烟
所有工人人数（人）	312	160
暴露停止时间（年）	*6.65 ± 1.00*[2]	*6.61 ± 1.70*
男性人数（人）	43	156
暴露停止时间（年）	*6.35 ± 2.84*	*6.79 ± 1.76*
女性人数（人）	269	4
暴露停止时间（年）	*6.67 ± 1.15*	——[3]

注：除非特别说明外，表内数据均表示为系数估计值 ± 标准误。

[1] 所有的 472 个丝纺织工人的数据资料都应用在 GEE 模型中，除身高和性别外，其余变量均为时变量。对于丝纺织工人，暴露停止时间等于退休时间。

[2] 具有显著统计学差异的用斜体表示。

[3] 由于调查对象量过少，GEE 模型无法运行。

　　由于在棉纺织工人和丝纺织工人中吸烟的女性人数过少，本研究在控制了其他协变量的条件下，以吸烟状况分组比较了男性工人的 FEV_1 年均变化量（见图 3 - 7）。

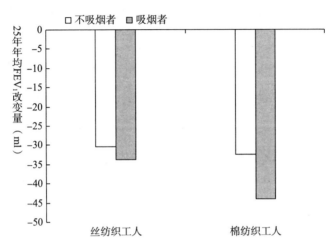

图 3 - 7　25 年来吸烟和不吸烟的男性工人的 FEV_1 年均变化量对比

　　由图 3 - 7 可以看出，25 年来，在用身高、年龄、性别、暴露时间以及内毒素暴露水平调整后，男性棉纺织工人，无论吸烟或者不吸烟，都比男性丝纺织工人损失更多的 FEV_1。而在两组工人中，吸烟的工人总会比不吸烟的工人损失更多的 FEV_1。这可能是吸烟与内毒素对肺功能的累加负面作用产生的。分析只在男性工人中进行的原因是在两组工人中，大部分吸烟的是男性工人，而吸烟的女性工人很少，其中棉纺织女工 14 人（6%），丝纺织女工 4 人（1.5%）。由于数量过少，在 GEE 模型中无法无偏差地实现模型拟合，即使在广义线性模型中拟合，也会由工人数量过少造成偏差。针对女性工人暴露在内毒素下的肺功能慢性变化，是未来内毒素暴露与肺功能改变之间关系研究的一个方向。

对于所有的工人，当在模型当中引入一个停止暴露/退休时间与吸烟状态的交互作用项时，未发现模型中的交互作用项的系数估计有显著的统计学意义（p > 0.05），但是，当单独对已经停止暴露/退休的工人进行研究时，引入的停止暴露/退休时间与吸烟状态的交互作用项其系数估计具有显著的统计学意义。因此，表 3 – 11 和表 3 – 12 仅针对停止暴露/退休工人进行了研究。结果显示，在各个分类小组中，棉纺织工人在暴露停止后的慢性肺功能下降缓解速度都明显优于丝纺织工人。

表 3 – 11　棉纺织工人暴露停止时间对吸烟和不吸烟的
退休工人 FEV_1 改变（ml）的影响[1]

	棉纺织工人	
	不吸烟	吸烟
所有工人人数（人）	238	153
暴露停止时间（年）	5. 21 ± 5. 27	*25. 37 ± 6. 61*[2]
男性人数（人）	43	139
暴露停止时间（年）	− 6. 78 ± 13. 86	*29. 60 ± 7. 41*
女性人数（人）	195	14
暴露停止时间（年）	*10. 93 ± 5. 61*	—[3]

注：除非特别说明外，表内数据均表示为系数估计值 ± 标准误。

[1] 所有的 391 个停止暴露/退休棉纺织工人的数据资料都应用在 GEE 模型中，除身高和性别外，其余变量均为时变变量。

[2] 具有显著统计学差异的用斜体表示。

[3] 由于调查对象量过少，GEE 模型无法运行。

表 3 – 12　丝纺织工人暴露停止时间对吸烟和不吸烟的
退休工人 FEV$_1$ 改变（ml）的影响[1]

	丝纺织工人	
	不吸烟	吸烟
所有工人人数（人）	252	131
暴露停止时间（年）	*5. 43 ± 1. 73*[2]	*6. 70 ± 2. 11*
男性人数（人）	39	128
暴露停止时间（年）	1. 64 ± 5. 66	*6. 63 ± 2. 14*
女性人数（人）	213	3
暴露停止时间（年）	*5. 65 ± 1. 86*	—[3]

注：除非特别说明外，表内数据均表示为系数估计值 ± 标准误。

[1] 所有的 383 个停止暴露/退休丝纺织工人的数据资料都应用在 GEE 模型中，除身高和性别外，其余变量均为时变变量。对于丝纺织工人，暴露停止时间等于退休时间。

[2] 具有显著统计学差异的用斜体表示。

[3] 由于调查对象量过少，GEE 模型无法运行。

　　男性棉纺织工人中，吸烟者的肺功能下降缓解情况比不吸烟者要好。而男性丝纺织工人中未见这一现象，吸烟者和不吸烟者有近似的肺功能下降缓解速度。丝纺织工人的女性不吸烟者保持着与男性不吸烟者相仿的缓解速度。与将全部工人置于模型中不同的是，暴露停止时间在棉纺织工人不吸烟组、丝纺织工人男性不吸烟组不再具有明显的统计学意义。这可能是由于当将模型局限在已退休人群中时，暴露停止时间不再包含"0"这一原本在所有工人模型当中为非退休人员设定的值，使得对暴露停止时间估计的统计学明显性减弱，但这一结果不影响本研究对吸烟习惯影响工人肺功能变化的结论。

　　目前，吸烟与内毒素暴露终止在影响慢性肺功能改变方面是否存在相互作用还不明确,而本研究发现吸烟的棉纺织工人在暴露终止后的肺功能慢性损失缓解速度要明显优于不吸烟的工人。一方面,当仅研究男性棉纺织工人时,本研究发现吸烟量越大,内毒素暴露时的 FEV_1 年下降得越多,同时,暴露结束后,FEV_1 下降的缓解速度越快;另一方面,丝纺织工人在退休后的 FEV_1 下降缓解方面,未检出性别差异或者吸烟状态的差异。由于吸烟的女性人数过少,相似的情况是否也同样发生在棉纺织女工身上还有待于进一步研究。

3.5 暴露停止对棉纺织工人呼吸系统疾病发病率的影响

与丝纺织工人相比,25 年来,棉纺织工人的呼吸系统疾病发病率明显比较高 [让步比(OR):1.54,95% CI:(1.26,1.86),$p < 0.0001$],并且,暴露终止时间与呼吸系统疾病发病率有统计学显著的正相关关系 [OR:0.98,95% CI:(0.96,0.99),$p < 0.05$]。但当将工人分为在岗和已退休两组时,和丝纺织工人相比,棉纺织工人中的在岗工人 [OR:2.10,95% CI:(1.60,2.77),$p < 0.0001$] 比退休工人 [OR:1.63,95% CI:(1.21,2.20),$p < 0.01$] 有更高的呼吸系统疾病发病率(统计学显著)。

内毒素暴露停止状态及暴露停止时间对工人呼吸系统疾病发病率的影响列于表 3-13 及表 3-14 中。对于棉纺织工人,暴露终止会明显减少慢性支气管炎、呼吸困难、慢性咳嗽以及棉尘病的发病率。对丝纺织工人，退休可以明显减少慢性支气管炎和慢性咳嗽的发病率。暴露停止/退休后，棉纺织工人呼吸系统疾病发病率的减少量高于丝纺织工人呼吸系统疾病发病率的减少量。对于棉纺织工人，慢性支气管炎、慢性咳嗽和棉尘病的发病率随着暴露终止时间的延长明显减少，同时也发现退休时间延长对减少丝纺织工人慢性支气管炎和慢性咳嗽的发病率也有明显作用。另外，本研究也发现棉纺织工人呼吸困难的发病率也随着暴露停止时间的增加有减少的趋势，但是没有观测到这种趋势的统计学显著性（见图3-8）。

表 3-13　棉纺织工人呼吸系统疾病发病率与暴露停止
时间的关系回归分析[1]

	棉纺织工人	
	已退休	暴露停止时间（年）
慢性支气管炎	*0.38（0.26，0.56）*[2]	0.95（0.89，0.99）[3]
慢性咳嗽	*0.53（0.32，0.88）*	0.93（0.88，0.98）
呼吸困难（+2）[4]	*0.54（0.39，0.74）*	0.98（0.94，1.01）
棉尘病	*0.53（0.32，0.87）*	0.88（0.83，0.92）

注：除特殊说明外，数据表示为让步比（95%置信区间）。

[1] 所有的447名棉纺织工人的25年跟踪调查资料都用于GEE模型中，让步比控制了年龄、身高、性别、总吸烟量（包/年）和累积内毒素暴露水平（高或低），除性别和身高外，所有变量均为时变变量。

[2] 具有统计学显著性的让步比用斜体表示。

[3] 边缘统计学显著：p=0.06。

[4] 在呼吸困难分级1~5级中，大于2级的被列入发病范围，其中1=无呼吸困难，2=在正常平坦道路上由于呼吸困难比同龄人行走缓慢，5=休息时也呼吸困难。

表 3 – 14 丝纺织工人呼吸系统疾病发病率与暴露停止
时间的关系回归分析[1]

	丝纺织工人	
	已退休	退休时间（年）
慢性支气管炎	0.61（0.36，1.02）[3]	*0.95（0.90，1.00）*[2]
慢性咳嗽	*0.70（0.50，0.98）*	*0.94（0.88，0.99）*
呼吸困难（+2）[4]	0.76（0.46，1.26）	1.01（0.98，1.04）
棉尘病	—[5]	—[5]

注：除特殊说明外，数据表示为让步比（95% 置信区间）。

[1] 所有的 472 名丝纺织工人的 25 年跟踪调查资料都用于 GEE 模型中，让步比控制了年龄、身高、性别、总吸烟量（包/年）和累积内毒素暴露水平（高或低），除性别和身高外，所有变量均为时变变量。

[2] 具有统计学显著性的让步比用斜体表示。

[3] 边缘统计学显著：p = 0.06。

[4] 在呼吸困难分级 1～5 级中，大于 2 级的被列入发病范围，其中 1 = 无呼吸困难，2 = 在正常平坦道路上由于呼吸困难比同龄人行走缓慢，5 = 休息时也呼吸困难。

[5] 丝纺织工人中没有棉尘病发生。

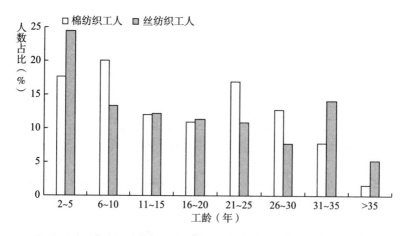

图 3 – 8 历次调查中有任意呼吸系统疾病的工人占比

　　本研究也将工人按性别和吸烟状况分组分析了暴露终止时间和呼吸系统疾病发病率的关系（结果未列出）。本研究发现了与暴露停止时间影响 FEV_1 慢性改变相同的趋势：随着暴露停止时间的延长，吸烟的工人比不吸烟的工人呼吸系统疾病发病率降低更多。棉纺织工人中吸烟和不吸烟的工人的慢性支气管炎发病率的让步比分别为 0.93 和 0.95，男性棉纺织工人中吸烟和不吸烟的工人慢性支气管炎发病率的让步比分别为 0.94 和 0.99；棉纺织工人中吸烟和不吸烟的工人棉尘病发病率的让步比分别为 0.84 和 0.90，男性棉纺织工人中吸烟和不吸烟的工人棉尘病发病率的让步比分别为 0.87 和 0.99。对于丝纺织工人，退休时间越长，吸烟工人和男性工人的慢性支气管炎和慢性咳嗽的发病率就越低。

3.6　在 2006 年提供及未提供 FEV_1 数据的工人人口学特征分析

　　由于衰老和疾病，在 2006 年调查时，一些棉纺织工人虽然参加了调查，但是由于身体过于衰弱而无法提供有效的 FEV_1 测量值，造成在跟踪调查过程中本研究损失了一部分身体条件较差的调查对象，这也是本研究的局限之一。

　　表 3 - 15 和表 3 - 16 列举了 2006 年最后一次调查时未提供及提供了有效的 FEV_1 的调查对象的人口学特征比较数据。由表 3 - 15 和表 3 - 16 可以看出，对于棉纺织工人，与提供了有

效的 FEV$_1$ 数据的工人相比，未提供有效的 FEV$_1$ 数据的工人中男性更多，年龄明显比较大，吸烟人数较少而总吸烟量偏高，暴露停止时间较长，基线 FEV$_1$ 值较低，年均 FEV$_1$ 下降值较高。对于丝纺织工人，未提供有效 FEV$_1$ 数据的工人中男性比例相当，年龄稍大，吸烟者稍多，暴露停止时间稍长，基线 FEV$_1$ 值基本持平，年均 FEV$_1$ 下降值较高。

表 3 - 15　在最后一次调查中提供及未提供 FEV$_1$ 数据的
棉纺织工人人口学特征比较

	棉纺织工人	
	有 FEV$_1$ 数据	无 FEV$_1$ 数据
调查对象量	317	30
男性人数（%）	119（37.5）	21（70.0）
年龄（岁）	59.68 ± 9.32	71.90 ± 9.19
身高（cm）	163.84 ± 7.44	163.54 ± 7.71
吸烟人数（%）	279（88.0）	25（83.3）
总吸烟量（包/年）[1]	10.28 ± 17.19	17.34 ± 20.36
暴露停止时间（年）	12.35 ± 5.10	15.88 ± 5.71
基础 FEV$_1$（ml）	2978.64 ± 717.79	2765.69 ± 632.33
年均 FEV$_1$ 下降[2]（ml/年）	− 30.74 ± 45.03	− 56.68 ± 41.22

注：除非特别说明，表内数据表示为平均值 ± 标准差。

[1] 仅在吸烟人群中计算。

[2] 对于没有 FEV$_1$ 数据的组，计算从 1981～2001 年 20 年间的年均 FEV$_1$ 下降水平。

表 3 – 16　在最后一次调查中提供及未提供 FEV₁ 数据的

丝纺织工人人口学特征比较

	丝纺织工人	
	有 FEV₁ 数据	无 FEV₁ 数据
调查对象量	318	44
男性人数（%）	108（34.0）	15（34.1）
年龄（岁）	60.48 ± 9.64	64.07 ± 11.73
身高（cm）	162.20 ± 7.16	161.73 ± 7.46
吸烟人数（%）	259（81.5）	37（84.1）
总吸烟量（包/年）[1]	8.67 ± 16.06	7.60 ± 16.27
暴露停止时间（年）	13.66 ± 4.25	14.53 ± 4.38
基础 FEV₁（ml）	2890.30 ± 671.81	2863.79 ± 686.23
年均 FEV₁ 下降[2]（ml/年）	– 22.41 ± 30.55	– 31.02 ± 25.69

注：除非特别说明，表内数据表示为平均值 ± 标准差。

[1] 仅在吸烟人群中计算。

[2] 对于没有 FEV₁ 数据的组，计算从 1981～2001 年 20 年间的年均 FEV₁ 下降水平。

由此可以看出，未能提供有效的 FEV₁ 测量值的棉纺织工人是那些肺功能水平较低（无论是基线 FEV₁ 还是年均 FEV₁ 下降）的工人。这些人年均 FEV₁ 下降值较高，暴露停止时间较长，可能使本研究对于暴露时间对慢性肺功能影响的估计偏低。但是，由于丝纺织工人也存在这样的现象，本研究在对比分析过程中产生偏差的可能性相对较小。同时，在后续的关于健康工人效应的研究当中，也将着手解决这一估计偏低的偏差问题。

3.7 本章小结

我国目前所进行的内毒素暴露与肺功能改变关系的研究多为定性研究，定量研究较少。本研究关于棉纺织工人内毒素暴露及暴露停止对工人肺功能影响的定量研究结果，为本研究以后定量研究肺功能改变与内毒素暴露的关系，以及预防棉纺织工人由内毒素暴露所引起的肺功能损失的机理和防治提供了借鉴与参考。

经过25年的跟踪调查研究，本研究发现以下几点结果。

（1）棉纺织工人和丝纺织工人在人口学特征上没有明显差异，丝纺织工人适合作为对照组进入关于棉纺织工人肺功能受内毒素暴露及内毒素暴露终止的影响的研究中。

（2）棉纺织工人慢性肺功能的改变不仅与内毒素暴露的停止相关，也与内毒素暴露停止的时间有关系。内毒素暴露停止的时间越长，棉纺织工人慢性肺功能损失的缓解程度越好。作为对照组的丝纺织工人慢性肺功能的改变和退休的时间有关系。退休的时间越长，丝纺织工人慢性肺功能损失的缓解程度越好。但是丝纺织工人的慢性肺功能损失随着退休时间而缓解的程度没有棉纺织工人随着内毒素暴露停止时间延长所缓解的程度高。

（3）在对男性棉纺织工人的研究中发现，吸烟的棉纺织工人比不吸烟的棉纺织工人在暴露停止后慢性 FEV_1 降低的缓解程度更大，这说明，当棉纺织工人尚未停止暴露时，吸烟和内毒素暴露之间有明显的相互作用，使得棉纺织工人的肺功能持续降低。但当暴露停止时，这种相互作用消失，使得吸烟的棉纺织工人慢性 FEV_1 降低的速度得到较大的缓解。仅对暴露停止工人所进行的分析进一步证明了这一点，并且，仅对暴露停止的工人所进行的分析中，吸烟状态与暴露停止时间的交互作用项对工人肺功能损失的缓解具有明显的统计学意义。

（4）内毒素暴露的停止有利于减少呼吸系统疾病发生的概率。内毒素暴露停止的时间越长，呼吸系统疾病发生的概率越低。而在作为对照组的丝纺织工人中，仅发现退休时间对降低慢性支气管炎和慢性咳嗽的发生率有积极的明显的统计学意义，而且，丝纺织工人呼吸系统疾病发病率随退休时间的降低幅度小于棉纺织工人呼吸系统疾病发病率随内毒素暴露停止时间的降低幅度。

（5）内毒素暴露停止的时间对吸烟的棉纺织工人的影响大于对不吸烟的棉纺织工人的影响，使得随着内毒素暴露停止时间的延长，吸烟工人的呼吸系统疾病发病率的降低情况好于不吸烟的棉纺织工人。但是在作为对照组的丝纺织工人中，没有发现类似的现象。

4 棉纺织工人内毒素暴露的
滞后效应的研究

　　以往的内毒素暴露与慢性肺功能改变的剂量—反应研究往往只关注到分级内毒素水平（高或者低），但是研究作为连续变量的内毒素暴露量与慢性肺功能反应关系的前瞻性研究比较少见。[①] 一项针对 9 个健康人的短期试验研究发现，个体在吸入 50 微克纯内毒素 8 小时后，平均 FEV_1 水平发生了降低（平均值为基线值的 $97.4 \pm 1.3\%$），但是这种降低不具有统计学显著性。[②] 也有一些研究对累积内毒素暴露量与慢性肺功能损失做了研究，但是否以往历史内毒素暴露水平与近期内毒素暴露水平对慢性肺功能变化的影响具有不同的性质还不清楚。本章重点研究了累积内毒素暴露作为连续变量与慢性肺功能损失的相关关系。

---

① Wernli K. J., Ray R. M., Gao D. L., et al., "Occupational Exposures and Ovarian Cancer in Textile Workers," *Epidemiology*, 2008 (19).

② Michel O., Nagy A. M., Schroeven M., et al., "Dose-response Relationship to Inhaled Endotoxin in Normal Subjects," *Am J Respir Crit Care Med*, 1997 (156).

职业工人在暴露于危险物质中后，存在一个身体对累积暴露起反应到慢性器质功能改变上的时间，医学上称之为滞后效应。目前，国内外都很少有关于累积内毒素暴露与 FEV_1 慢性改变之间剂量—反应关系的研究，而已有的研究对累积内毒素与 FEV_1 慢性改变之间的关系也不确定。暴露的滞后效应广泛地存在于医学中，比如大多数暴露引起的癌症以及尘肺症，都有其暴露所引起的突变到慢性疾病发病的滞后时间。[1] 暴露所引起反应的滞后时间的确定可以简单地通过在模型中设定一个固定的时间 k，而在时间 t 的暴露所引起的反应可能在 t + k 时间里发生。[2] 在棉纺织工业工人的研究中，有人在对上海的 267400 个女性棉纺织工人经过 3 年的研究后发现，子宫癌发病与内毒素暴露之间存在 10～20 年的滞后效应期，但是还没有研究发现内毒素暴露与 FEV_1 慢性改变之间存在滞后效应期。以往的前瞻性研究普遍时间过短可能是导致这一结果的原因之一。

4.1　棉纺织工人内毒素暴露量与肺功能改变的关系分析

慢性肺功能的改变趋势也可以由每个 5 年间的肺功能改变

---

① Salvan A., Stayner L., Steenland K., et al., "Selecting an Exposure Lag Period," *Epidemiology*, 1995 (6); Vernooy J. H., Dentener M. A., van Suylen R. J., et al., "Long-term Intratracheal Lipopolysaccharide Exposure in Mice Results in Chronic Lung Inflammation and Persistent Pathology," *Am J Respir Cell Mol Biol*, 2002 (26).

② Christiani D. C., Eisen E. A., Wegman D. H., et al., "Respiratory Disease in Cotton Textile Workers in the People's Republic of China. I. Respiratory Symptoms," *Scand J Work Environ Health*, 1986 (12).

趋势得到，图4-1在通过 GEE 模型调整了年龄、身高、性别、吸烟状况以及内毒素暴露水平后，比较了全体棉纺织工人、全体丝纺织工人、高内毒素暴露水平下的棉纺织工人以及低内毒素暴露水平下的棉纺织工人 5 年间隔 FEV₁ 改变的平均值。图 4-1 与图 3-5 的区别在于坐标轴横轴的暴露停止时间/退休时间被细化的每个 5 年间隔，这样的处理更容易发现工人的 FEV₁ 值在暴露停止后发生的细节变化。

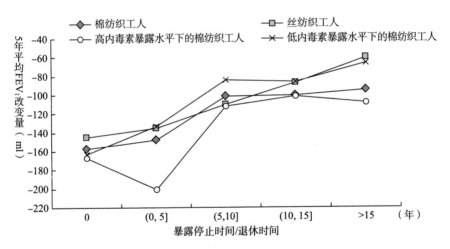

图4-1 工人的 5 年 FEV₁ 年均变化量对比

图 4-1 中，暴露停止时间"0"表示工人尚未退休或者尚工作在岗位上，对棉纺织工人来说，这意味着工人仍然暴露在内毒素下。由图 4-1 可以看出，在高内毒素暴露水平下的棉纺织工人一直是 5 年间隔 FEV₁ 损失最多的一组，丝纺织工人的肺功能损失相对较少。这一结果也验证了本研究在 3.6 节中得到的结果。在刚刚终止内毒素暴露的 0～5 年间，各组的 5 年平均 FEV₁ 下降水平均较大，尤其是高内毒素暴露组的工人，其 5

年 FEV_1 平均下降值达到了 274.34ml，这一值甚至高过了棉纺织工人仍然处在暴露水平下的时候。但是相对而言，其他各组的 5 年 FEV_1 平均下降值均在缓慢地减小，呈现出肺功能损失速度缓解的趋势。暴露停止之后的 5～10 年间，可以看到 FEV_1 下降程度得到了较大的缓解，高内毒素暴露水平下的棉纺织工人缓解的程度最大，而低内毒素暴露水平下的棉纺织工人和对照组的丝纺织工人的缓解程度基本持平。在内毒素暴露停止的 10～15 年间，FEV_1 下降的缓解情况逐渐持平，FEV_1 保持着稳定的 5 年平均下降水平。对于棉纺织工人，内毒素暴露停止后的 15～25 年间，FEV_1 的 5 年平均改变又逐渐开始有降低的趋势，相反的，对于丝纺织工人，退休后就一直保持着平稳的 FEV_1 下降水平缓解的趋势，尽管这种缓解的程度也随着退休时间的延长而越加缓慢。值得注意的是，棉纺织工人在退休 0～5 年间出现了意外拐点。以往的研究认为，棉纺织工人在暴露停止后，慢性肺功能的损害就开始缓慢地随着暴露停止时间的延长而得到缓解。但是在图 4－1 中，所有的棉纺织工人组都出现了意外的拐点，只是相对而言，处于高水平内毒素暴露下的棉纺织工人的肺功能下降情况更加严重，而处于低水平内毒素暴露下的棉纺织工人仅出现肺功能损失缓解速度缓慢的情况。

由于图 4－1 的图形空间限制，图中没有标出各点的 95% 置信区间值。表 4－1 列出了图中各点所对应的标准误。由表 4－1 可见，5 年平均的 FEV_1 改变值在经过各种变量调整后，其标准误相互叠加，没有异常点出现。

表 4 - 1　图 4 - 1 对应的 FEV_1 改变平均值 ± 标准误

单位：ml

暴露停止时间（年）	棉纺织工人	丝纺织工人	高内毒素暴露水平下的棉纺织工人	低内毒素暴露水平下的棉纺织工人
0	- 157. 91 ± 53. 92	- 144. 93 ± 62. 28	- 167. 49 ± 56. 10	- 162. 99 ± 63. 28
(0, 5]	- 147. 35 ± 59. 30	- 135. 30 ± 19. 68	- 200. 36 ± 96. 71	- 133. 61 ± 57. 46
(5, 10]	- 101. 31 ± 44. 75	- 110. 26 ± 37. 00	- 112. 24 ± 69. 14	- 84. 63 ± 44. 97
(10, 15]	- 100. 38 ± 34. 47	- 87. 32 ± 39. 80	- 101. 35 ± 49. 30	- 86. 24 ± 50. 01
15 >	- 94. 47 ± 67. 48	- 60. 65 ± 39. 44	- 108. 70 ± 47. 72	- 65. 83 ± 66. 05

注：除特别说明外，表内数据表示为系数估计值 ± 标准误，所有 447 名棉纺织工人的数据均被采用。

在图 3 - 5 中本研究发现了暴露停止时间与 5 年平均 FEV_1 改变间的二次函数关系，但是通过模型拟合，未发现当累积内毒素暴露量是连续变量时，内毒素暴露量与慢性 FEV_1 改变之间的剂量—反应关系有明显的统计学意义。而且，以往的研究从未考虑过内毒素暴露所造成的慢性肺功能损失可能出现延迟的情况。但是由图 4 - 1 可以看出，棉纺织工人在暴露停止后的 5 年时间内，FEV_1 平均改变出现了低谷，由这一现象可以估计，在内毒素暴露停止后，累积内毒素仍然影响着慢性 FEV_1 的改变，造成慢性肺功能损失，累积内毒素对慢性肺功能损失的影响可能发生了延迟。为证明这一假想，本研究以 25 年 FEV_1 平均改变值作为响应变量，控制年龄、身高、性别、吸烟量等其他影响变量，用 GEE 模型拟合累积内毒素暴露量与 FEV_1 慢性改变之间的剂量—反应关系，模型拟合结果见表 4 - 2。为了便于理解，图 4 - 2 描述了各次调查时 5 年滞后效应期累积内毒素暴露的计算范围即时间窗。

表 4 – 2　棉纺织工人 FEV_1（ml）与 5 年滞后效应期
累积内毒素暴露的关系[1]

	系数估计值 ± 标准误	p 值
年龄	− 28. 64 ± 1. 61	< 0. 0001
身高（cm）	42. 67 ± 4. 05	< 0. 0001
男性	364. 91 ± 60. 13	< 0. 0001
吸烟	− 63. 45 ± 37. 08	0. 09
暴露停止时间（年）	7. 12 ± 4. 07	0. 08
（暴露停止时间）[2]2	− 0. 20 ± 0. 26	0. 44
5 年滞后效应期累积内毒素暴露量 [1000EU/（m³·年）]	− 0. 99 ± 0. 49	< 0. 05
最近 5 年内毒素暴露量 [1000EU/（m³·年）]	0. 79 ± 0. 61	0. 20

注：EU/（m³·年），每立方米每年的内毒素单位。

[1]除特别说明外，表内数据表示为系数估计值 ± 标准误。所有 447 名棉纺织工人的数据均被采用，使用广义估计方程模型，除性别、身高外的所有变量均为时变变量。

[2]（暴露停止时间）²：暴露停止时间的平方。

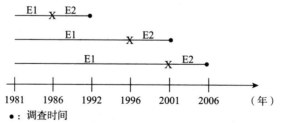

●：调查时间

X：5年滞后效应期累积内毒素暴露与近期内毒素暴露分割点

E1：5年滞后效应期累积内毒素暴露量，EU/（m³·年）

E2：近期累积内毒素暴露量，EU/（m³·年）

图 4 – 2　棉纺织工人累积内毒素暴露的时间窗

　　表4-2的数据分析结果表明，FEV_1值与年龄呈统计学明显的负相关，年龄越大，FEV_1值越小；身高与FEV_1值呈统计学明显的正相关，身高越高，FEV_1值越大；吸烟的棉纺织工人比不吸烟的棉纺织工人的FEV_1值低很多；暴露停止时间越长，FEV_1值越高，这也证明了本研究在第三章的结论；具有5年滞后时间的累积内毒素暴露量与FEV_1的慢性变化之间具有显著的统计学意义的负相关关系（$p < 0.0001$）。但是，距离调查最近5年来的累积内毒素暴露量与FEV_1的慢性变化间没有检出具有明显的统计学联系。当最近5年的累积内毒素暴露不考虑进模型当中时，5年滞后效应期累积内毒素暴露量每增加$1000EU/m^3$，FEV_1就每年减少1.11ml。

　　对于本研究所关注的连续变量表示的累积内毒素与肺功能慢性改变的关系，表4-2证实了本研究在图4-1分析时所得出的假设：对于棉纺织工人，存在一个累积内毒素暴露反应到慢性肺功能改变上的时间，即累积内毒素暴露对慢性肺功能改变的影响存在滞后效应。这里，对于棉纺织工人，累积内毒素暴露的滞后时间为5~10年。由于本研究的前瞻性队列研究设计的局限性，本研究每5年左右进行一次调查，也导致了本研究无法确定累积内毒素暴露对慢性肺功能损失的滞后效应的具体滞后时间，而模型中所用的时间只能是5年的整数倍。对于累积内毒素暴露对慢性肺功能损失滞后效应的具体的滞后时间，还需要在以后的研究中确定。

　　本研究所提出的累积内毒素的滞后效应有其生物学合理

性。如果已知内毒素暴露可以导致呼吸道的急性反应，以及内毒素暴露急性反应积累到一定程度会发生慢性呼吸道反应，那么就有理由相信内毒素暴露和呼吸道的慢性反应之间存在一定的滞后效应期。国外对动物的研究已经发现，长期多次的内毒素刺激不但可以引起急性呼吸道反应，也可以引起慢性呼吸道反应。[①]

目前，国内外都很少有关累积内毒素暴露与 FEV_1 慢性改变之间剂量—反应关系的研究，而已有的研究对累积内毒素与 FEV_1 慢性改变之间的关系也不确定。暴露的滞后效应广泛地存在于医学中，但是尚未发现有关内毒素暴露与肺功能慢性改变之间存在滞后效应期的研究，以往的前瞻性研究时间过短可能是导致这一结果的原因之一。根据本研究的研究结果，在棉纺织工人的内毒素暴露与慢性肺功能损失之间的关系的研究过程中，至少要有 5 年的跟踪时间才有可能发现他们之间存在的滞后反应关系。

4.2　不同滞后时间的对比研究

为了确定内毒素暴露对慢性肺功能影响的滞后时间，本研究也对滞后 10 年及 15 年的情况拟合了 GEE 模型。两个模型中，为防止滞后效应期累积内毒素暴露和近期内毒素暴露的相

---

① Arrighi H. M., Hertz-Picciotto I., "The Evolving Concept of the Healthy Worker Survivor Effect," *Epidemiology*, 1994（5）.

关性对模型准确性的影响，本研究在模型中将不再拟合近期累积内毒素暴露量，这种做法的合理性及可行性已经在本节的模型中证实。

表4-3是拟合累积内毒素暴露滞后效应期为10年时的模型结果，模型中的年龄、身高、性别、吸烟、暴露停止时间和暴露停止时间的平方项对棉纺织工人 FEV_1 慢性改变的影响几乎与模型拟合5年累积内毒素暴露滞后效应期时一致，内毒素效应滞后10年对慢性 FEV_1 所产生的影响几乎与效应滞后5年的结果相当，也具有明显的统计学意义，但是当在模型中拟合10年滞后效应期的累积内毒素时，模型的对数似然值大于拟合5年滞后效应时的模型（5年滞后效应期模型的对数似然值为 -13159.9014，10年滞后效应期模型的对数似然值为 -10816.9645，二者具有明显的统计学差异），这表明，5年滞后效应期的模型的 AIC 要优于10年滞后效应期的模型的 AIC，因此，模型中拟合5年累积内毒素暴露滞后效应期更加准确。

表4-3 棉纺织工人 FEV_1（ml）与10年滞后效应期累积内毒素暴露的关系[1]

	系数估计值 ± 标准误	p 值
年龄	-26.48 ± 1.55	< 0.0001
身高（cm）	41.03 ± 4.31	< 0.0001
男性	313.47 ± 68.52	< 0.0001
吸烟	-48.79 ± 44.47	0.27
暴露停止时间（年）	11.51 ± 4.91	< 0.05
（暴露停止时间）[2][2]	-0.38 ± 0.30	0.20

	系数估计值 ± 标准误	p 值
10 年滞后效应期累积内毒素暴露量 [1000EU/(m³·年)]	− 1.33 ± 0.50	< 0.01

注：EU/(m³·年)，每立方米每年的内毒素单位。

[1] 除特别说明外，表内数据表示为系数估计值 ± 标准误。所有 447 名棉纺织工人的数据均被采用，使用广义估计方程模型，除性别、身高外的所有变量均为时变变量。

[2] (暴露停止时间)²：暴露停止时间的平方。

表 4 – 4 是拟合累积内毒素暴露滞后效应期为 15 年时的模型，结果表明，模型中的年龄、身高、性别、吸烟、暴露停止时间和暴露停止时间的平方项对棉纺织工人 FEV_1 慢性改变的影响几乎与模型当拟合 5 年内毒素暴露滞后效应期时一致，滞后效应期为 15 年的累积内毒素暴露对 FEV_1 所产生的影响虽然也具有明显的统计学意义，但是，其系数估计值远小于模型中拟合滞后效应期为 5 年累积内毒素暴露时的结果，其对数似然估计值也远大于模型中拟合 5 年滞后效应期内毒素暴露时的模型，这表明，拟合 5 年滞后效应期累积内毒素暴露的模型的 AIC 要优于拟合 15 年滞后效应期累积内毒素的模型的 AIC，因此拟合 5 年滞后效应期累积内毒素的模型更加准确。

表 4 – 4　棉纺织工人 FEV_1（ml）与 15 年滞后效应期
累积内毒素暴露的关系 [1]

	系数估计值 ± 标准误	p 值
年龄	− 34.37 ± 2.04	< 0.0001
身高（cm）	35.76 ± 4.47	< 0.0001

续表

	系数估计值 ± 标准误	p 值
男性	403. 57 ± 76. 95	< 0. 0001
吸烟	− 63. 45 ± 37. 08	0. 09
暴露停止时间（年）	13. 73 ± 4. 48	< 0. 01
（暴露停止时间）[2 2)]	− 0. 11 ± 0. 22	0. 62
15 年滞后效应期累积内毒素暴露量 [1000EU/（m³·年）]	− 0. 69 ± 0. 51	< 0. 05

注：EU/（m³·年），每立方米每年的内毒素单位。

[1)] 除特别说明外，表内数据表示为系数估计值 ± 标准误。所有 447 名棉纺织工人的数据均被采用，使用广义估计方程模型，除性别、身高外的所有变量均为时变变量。

[2)]（暴露停止时间）^{2}：暴露停止时间的平方。

4.3　棉尘暴露的滞后效应

表 4 − 5 至表 4 − 7 分别研究了棉纺织工人的 5 年、10 年及 15 年滞后效应期时，累积棉尘暴露对 FEV_1 慢性改变的影响。

表 4 − 5　棉纺织工人 FEV_1（ml）与 5 年滞后效应期累积棉尘暴露的关系[1)]

	系数估计值 ± 标准误	p 值
年龄	− 24. 45 ± 1. 86	< 0. 0001
身高（cm）	42. 91 ± 4. 10	< 0. 0001
男性	367. 58 ± 62. 06	< 0. 0001
吸烟	− 52. 97 ± 37. 78	0. 13
暴露停止时间（年）	7. 20 ± 4. 18	0. 09
（暴露停止时间）[2 2)]	− 0. 34 ± 0. 26	0. 19

续表

	系数估计值 ± 标准误	p 值
5 年滞后效应期累积棉尘暴露量 〔1000EU/（m³·年）〕	− 6. 98 ± 2. 12	0. 001
最近 5 年棉尘暴露量〔1000EU/（m³·年）〕	11. 26 ± 3. 51	0. 001

注：EU/（m³·年），每立方米每年的内毒素单位。

1) 除特别说明外，表内数据表示为系数估计值 ± 标准误。所有 447 名棉纺织工人的数据均被采用，使用广义估计方程模型，除性别、身高外的所有变量均为时变变量。

2)（暴露停止时间）²：暴露停止时间的平方。

表 4 – 6　棉纺织工人 FEV₁（ml）与 10 年滞后效应期累积棉尘暴露的关系¹⁾

	系数估计值 ± 标准误	p 值
年龄	− 23. 65 ± 1. 81	< 0. 0001
身高（cm）	39. 82 ± 4. 41	< 0. 0001
男性	351. 95 ± 70. 36	< 0. 0001
吸烟	− 40. 32 ± 45. 26	0. 37
暴露停止时间（年）	7. 43 ± 3. 96	0. 06
（暴露停止时间）² ²⁾	− 0. 27 ± 0. 24	0. 26
10 年滞后效应期累积棉尘暴露量 〔1000EU/（m³·年）〕	− 8. 69 ± 2. 05	< 0. 0001

注：EU/（m³·年），每立方米每年的内毒素单位。

1) 除特别说明外，表内数据表示为系数估计值 ± 标准误。所有 447 名棉纺织工人的数据均被采用，使用广义估计方程模型，除性别、身高外的所有变量均为时变变量。

2)（暴露停止时间）²：暴露停止时间的平方。

表 4 – 7　棉纺织工人 FEV₁（ml）与 15 年滞后效应期累积棉尘暴露的关系¹⁾

	系数估计值 ± 标准误	p 值
年龄	− 30. 28 ± 2. 28	< 0. 0001

	系数估计值 ± 标准误	p 值
身高（cm）	35.69 ± 4.55	< 0.0001
男性	424.25 ± 78.67	< 0.0001
吸烟	− 63.45 ± 37.08	0.001
暴露停止时间（年）	14.31 ± 4.38	0.08
（暴露停止时间）²[2]	− 0.19 ± 0.22	0.39
15 年滞后效应期累积内毒素暴露量 [1000EU/(m³·年)]	− 7.29 ± 2.00	< 0.001

注：EU/(m³·年)，每立方米每年的内毒素单位。

[1] 除特别说明外，表内数据表示为系数估计值 ± 标准误。所有 447 名棉纺织工人的数据均被采用，使用广义估计方程模型，除性别、身高外的所有变量均为时变变量。

[2]（暴露停止时间）²：暴露停止时间的平方。

由表 4 - 5 可以看出，模型中年龄、身高、性别、吸烟、暴露停止时间和暴露停止时间的平方项对棉纺织工人 FEV_1 慢性改变的影响几乎与模型中拟合 5 年滞后效应期内毒素暴露时一致，也具有明显的统计学意义。

但是，近期的棉尘暴露对 FEV_1 慢性影响的系数估计就变得难以解释。这可能是由于滞后效应期累积棉尘暴露与近期累积棉尘暴露之间存在较高的相关系数，当这一项被去除后，模型对 5 年滞后效应期累积棉尘暴露的估计为 − 8.54，p < 0.0001。

在表 4 - 6 和表 4 - 7 中，考虑到滞后效应期累积棉尘暴露与近期的累积棉尘暴露具有较高的相关性，模型中不再包含近期的累积棉尘暴露。三个模型的结果与模型中拟合 5 年滞后效应期累积棉尘暴露的结果接近，5 年滞后效应期的累积棉尘暴露与工人的慢性肺功能损失有统计学显著的负相关性，3 个模型的对数似然估计值分别为 -12795.86、-10818.88、-8966.56，它们两两之间均具有明显的统计学差异，拟合 5 年滞后效应期的累积棉尘暴露的模型拟合效果最优。这一结果也证明了上文中提出的棉纺织工人的暴露和慢性肺功能改变之间存在一个大约 5 年的滞后效应期。

利用棉尘来估计棉纺织工人职业暴露对 FEV_1 改变的滞后效应的优点是可以看到暴露对工人肺功能损失的影响更加显著，且工作环境中的棉尘含量较之内毒素含量更加易于测量。但是，用棉尘来估计棉纺织工人的慢性 FEV_1 改变的模型的拟合优度仍然稍差于用内毒素估计棉纺织工人的慢性 FEV_1 改变的模型拟合优度（5 年滞后效应期时为 -13159.9014），而且，这也与以往研究中提出的通过内毒素暴露水平来估计棉纺织工人的肺功能慢性损失优于通过棉尘暴露水平来估计棉纺织工人的肺功能急慢性损失的研究结果相违背。用内毒素暴露估计棉纺织工人暴露对慢性肺功能损失的滞后效应和利用棉尘暴露估计棉纺织工人暴露对慢性肺功能损失的滞后效应的比较还有待于进一步更加深入的研究。

4.4 不同工作状态下工人受内毒素暴露影响的分析

为检查棉纺织工人是否在岗时更加容易受到内毒素暴露的影响而损失肺功能，本研究对不同工作状态下的工人分别进行了内毒素暴露影响分析。表4-8和表4-9显示了不同工作状态下棉纺织工人受内毒素暴露影响的分析结果。从这两个表中可以看出,年龄、身高、吸烟、最近5年内毒素暴露量对工人FEV[1]影响的结果与所有工作状态的工人放入模型中时的结果一致。

表4-8　内毒素暴露对仍工作的棉纺织工人FEV[1]（ml）的影响[1)]

	仍工作的棉纺织工人	
	系数估计 ± 标准误	p 值
年龄	− 28.89 ± 1.70	< 0.0001
身高（cm）	43.68 ± 4.01	< 0.0001
男性	405.08 ± 57.15	< 0.0001
吸烟	− 44.36 ± 37.72	0.24
5 年滞后效应期累积内毒素暴露量 [1000EU/（m³·年）]	− 0.79 ± 0.53	0.14
最近 5 年内毒素暴露量 [1000EU/（m³·年）]	0.32 ± 0.72	0.65

注：EU/（m³·年），每立方米每年的内毒素单位。
[1)]除特别说明外,表内数据表示为系数估计值 ± 标准误。所有 447 名棉纺织工人的数据均被采用,使用广义估计方程模型,除性别、身高外的所有变量均为时变变量。

表4-9　内毒素暴露对已退休的棉纺织工人FEV[1]（ml）的影响[1)]

	已退休的棉纺织工人	
	系数估计 ± 标准误	p 值
年龄	− 35.63 ± 3.48	< 0.0001
身高（cm）	39.17 ± 5.63	< 0.0001
男性	359.38 ± 95.03	< 0.001
吸烟	− 128.21 ± 80.80	0.11
暴露停止时间（年）	23.64 ± 6.65	< 0.001
（暴露停止时间）[2 2)]	− 0.51 ± 0.34	0.14

	已退休的棉纺织工人	
	系数估计 ± 标准误	p 值
5 年滞后效应期累积内毒素暴露量 ［1000EU／（m³·年）］	− 0.81 ± 0.68	0.23
最近 5 年内毒素暴露量［1000EU／（m³·年）］	4.19 ± 2.39	0.08

注：EU／（m³·年），每立方米每年的内毒素单位。

1) 除特别说明外，表内数据表示为系数估计值 ± 标准误。所有 447 名棉纺织工人的数据均被采用，使用广义估计方程模型，除性别、身高外的所有变量均为时变变量。

2) （暴露停止时间）²：暴露停止时间的平方。

　　但是，5 年滞后效应期累积内毒素暴露水平无论在在岗的工人中还是在已经退休的工人中均未发现具有明显统计学意义的结果，而是均呈一个负相关的趋势，仍工作的工人的这种负相关稍强。出现这一现象的原因，一方面是由于将工人进行分类后，两个小组模型中的数据量变少，这可能会导致统计数据不足引发统计学明显性降低；另一方面，本研究估计的累积内毒素 5 年滞后期效应，在工人退休后的五年内仍然存在，这种滞后效应期的存在会使得模型对暴露估计不足。不同工作状态下内毒素暴露对工人 FEV_1 的影响还有待于今后进一步的研究。

4.5　不同阶段累积内毒素暴露与呼吸系统疾病发病率的关系分析

　　滞后效应期累积内毒素和近期累积内毒素暴露对棉纺织工

人呼吸系统疾病发病率影响的模型分析结果列于表4-10和表4-11中。由表4-10可以看出，对于棉尘病，年龄越大，棉尘病的发病率越高，男性的棉尘病发病率远远低于女性，仅为女性的1/2左右，吸烟会加大棉尘病的发病率，每年每多吸一包烟，患棉尘病的概率将增加2%，内毒素暴露的停止有利于降低棉尘病的发病率，棉纺织工人的内毒素暴露停止时间每增加1年，工人患棉尘病的概率将减少11%，而身高对棉尘病的发病率没有明显影响。

**表4-10　棉纺织工人棉尘病和慢性支气管炎发病率
与累积内毒素暴露的关系[1]**

	棉尘病	慢性支气管炎
年龄	*1.05（1.02，1.08）*[2]	0.98（0.96，1.01）
身高（cm）	1.00（0.97，1.08）	*0.94（0.90，0.99）*
男性	*0.50（0.28，0.90）*	*4.31（2.08，9.03）*
吸烟量（包/年）	*1.02（1.00，1.04）*	**1.01（1.00，1.03）**[3]
暴露停止时间（年）	*0.89（0.84，0.94）*	0.97（0.92，1.03）
5年滞后效应期累积内毒素暴露量，高水平	0.83（0.52，1.31）	1.30（0.91，1.86）
最近5年内毒素暴露量，高水平	*1.52（1.01，2.27）*	1.70（1.26，2.27）

[1]除特别说明外，表内数据表示为发病率让步比的系数估计值（置信区间）。所有447名棉纺织工人的数据均被采用，使用广义估计方程模型，除性别、身高外的所有变量均为时变变量。

[2]具有统计学显著差异的数据用斜体表示。

[3]具有边缘统计学显著差异的数据用粗体表示：$p = 0.07$。

表 4-11　棉纺织工人呼吸困难和慢性咳嗽发病率
与累积内毒素暴露的关系[1]

	呼吸困难	慢性咳嗽
年龄	*1.03（1.01，1.05）*[2]	1.00（0.98，1.02）
身高（cm）	**0.97（0.94，1.00）**[3]	0.97（0.92，1.02）
男性	1.01（0.61，1.68）	*2.69（1.28，5.58）*
吸烟量（包/年）	1.00（0.99，1.02）	**1.01（1.00，1.03）**
暴露停止时间（年）	0.98（0.95，1.02）	**0.93（0.89，0.99）**
5 年滞后效应期累积内毒素暴露量，高水平	1.02（0.75，1.38）	0.99（0.71，1.43）
最近 5 年内毒素暴露量，高水平	1.23（0.93，1.63）	*1.48（1.08，2.03）*

[1] 除特别说明外，表内数据表示为发病率让步比的系数估计值（置信区间）。所有 447 名棉纺织工人的数据均被采用，使用广义估计方程模型，除性别、身高外的所有变量均为时变变量。

[2] 具有统计学显著差异的数据用斜体表示。

[3] 具有边缘统计学显著差异的数据用粗体表示：p = 0.07。

对于慢性支气管炎，身高越高，慢性支气管炎的发病率越低，男性的慢性支气管炎的发病率远远高于女性，大约为女性的 4.3 倍，吸烟会加大慢性支气管炎的发病率，每年每多吸一包烟，慢性支气管炎的发病率将增加 1%，内毒素暴露的停止有利于降低慢性支气管炎的发病率，棉纺织工人内毒素暴露停止时间每增加 1 年，工人患棉尘病的概率将减少 3%，而年龄对慢性支气管炎的发病率没有显著影响。

对于呼吸困难，年龄越大，呼吸困难的发病率越高，身高越高，呼吸困难的发病率越低，而性别、吸烟量、暴露停止时间对呼吸困难的发病率没有显著的影响。

对于慢性咳嗽，男性的发病率远远高于女性，大约为女性的2.7倍，吸烟有加大慢性咳嗽的发病率的趋势，每年每多吸一包烟，患慢性咳嗽的概率将增加1%，内毒素暴露的停止有利于降低慢性咳嗽的发病率，棉纺织工人内毒素暴露停止时间每增加1年，工人患慢性咳嗽的概率将减少7%，而年龄和身高均对慢性咳嗽的发病率没有明显的影响。

对于本研究所关注的滞后效应期累积内毒素暴露与近期累积内毒素暴露对棉纺织工人呼吸系统疾病的发病率的影响，滞后效应期累积内毒素暴露对棉尘病、慢性支气管炎、呼吸困难和慢性咳嗽的发病率在处于高低暴露水平的工人之间没有差异。而处于近5年的高水平的累积内毒素暴露下的棉纺织工人的棉尘病、慢性支气管炎和慢性咳嗽的发病率均明显高于处于低暴露水平的棉纺织工人。其中，与近5年处于低暴露水平的棉纺织工人相比，近5年处于高暴露水平的棉纺织工人的棉尘病的发病率上升50%，慢性支气管炎的发病率上升70%，慢性咳嗽的发病率上升48%。研究没有发现近期累积内毒素暴露与呼吸困难的发病率有显著相关性，但数据也表明近期高水平内毒素暴露有使呼吸困难的发病率升高的趋势，但这一结论仍需统计学数据证实。

目前，国内外很少有研究关注近期和远期的内毒素暴露水平对呼吸系统疾病发病率影响的区别。Kennedy等人的一项纵向研究发现工人接受调查时高水平的内毒素暴露与慢性支气管炎的发病率有显著的相关性，而工人在调查之前的高水平内毒素暴露与慢性支气管炎有边缘显著的统计学相关性。[①] 本研究发现近 5 年的累积内毒素暴露水平与一些呼吸系统疾病（包括棉尘病、慢性支气管炎、慢性咳嗽）的发病率有明显的相关关系，与处于低水平内毒素暴露下的工人相比，近期高水平的内毒素暴露不同程度地增加了这些呼吸系统疾病的发病率。另外，以往的一些研究发现，长期暴露在内毒素下的棉纺织工人更容易患上呼吸系统疾病。[②] 但是本研究发现，与处于低水平内毒素暴露下的棉纺织工人相比，处于高水平暴露下的工人以往的累积内毒素暴露不会造成呼吸系统疾病发病率上升。

4.6　本章小结

（1）根据本研究的结果，在棉纺织工人的内毒素暴露与慢性肺功能损失之间关系的研究过程中，至少要有 5 年的跟踪时间才有可能发现他们之间存在滞后效应关系。

（2）在棉纺织工人的 FEV_1 损失随内毒素及棉尘暴露累积量而改变的过程中，存在一个 5～10 年的滞后效应期，由于本

① Kennedy S. M., Christiani D. C., Eisen E. A., et al., "Cotton Dust and Endotoxin Exposure-response Relationships in Cotton Textile Workers," *Am Rev Respir Dis*, 1987 (135).

② Sherman C. B., Xu X., Speizer F. E., et al., "Longitudinal Lung Function Decline in Subjects with Respiratory Symptoms," *Am Rev Respir Dis*, 1992 (146); Mandryk J., Alwis K. U., Hocking A. D., "Work-related Symptoms and Dose-response Relationships for Personal Exposures and Pulmonary Function among Woodworkers," *Am J Ind Med*, 1999 (35); Siebert U., Rothenbacher D., Daniel U., et al., "Demonstration of the Healthy Worker Survivor Effect in a Cohort of Workers in the Construction Industry," *Occup Environ Med*, 2001 (58).

研究设计中关于跟踪调查时间的局限，这一滞后效应期的具体时间仍需在以后的研究中确定。

（3）本研究未发现5年滞后效应期内毒素暴露对不同工作状态（仍然在岗或者退休）下的棉纺织工人的慢性肺功能改变的影响有明显的统计学差异。

（4）对于本研究所关注的内毒素远期暴露与近期暴露对棉纺织工人呼吸系统疾病发病率的影响，处于高低暴露水平的历史累积内毒素暴露（滞后效应期为5年）对棉尘病、慢性支气管炎、呼吸困难和慢性咳嗽的发病率的影响均没有差异。

（5）处于近5年高水平累积内毒素暴露下的工人的棉尘病、慢性支气管炎和慢性咳嗽的发病率均明显不同于处于低暴露水平下的工人。其中，与近5年处于低暴露水平下的棉纺织工人相比，近5年处于高暴露水平下的工人的棉尘病的发病率上升50%，慢性支气管炎的发病率上升70%，慢性咳嗽的发病率上升48%。

（6）近期累积内毒素暴露与呼吸困难的发病没有显著相关性，但数据表明近期高水平的内毒素暴露有使呼吸困难发病率升高的趋势，但这一结论仍需统计学数据证实。

5 棉纺织工人的健康工人
效应的研究

国外研究表明，健康工人效应来源的一个重要方面是雇佣工人初期的选择偏差，雇主或者工作单位倾向于通过入职体检来挑选那些相对健康的工人进入单位，这就是所谓的"健康雇佣效应"。Meijers 等人在 1989 年对 270 个职业跟踪调查研究后发现，健康工人效应发生率的让步比在有不良影响暴露的研究中要比那些没有不良影响暴露的研究高出 4.89 倍。[①] 健康工人效应由于难以量化，一直以来都是困扰跟踪调查研究人员的一个难题。本章将对本课题调查对象可能造成的健康工人效应进行研究，量化健康工人效应与所造成偏差之间的关系，研究健康工人效应是如何影响研究结果的。

① Meijers J. M., Swaen G. M., Volovics A., et al., "Occupational Cohort Studies: the Influence of Design Characteristics on the Healthy Worker Effect," *Int J Epidemiol*, 1989 (18).

5.1　工龄对慢性肺功能改变的影响研究

图 5-1 显示了在 1981 年参与调查的工人的工龄分布情况。出于研究的需要，本研究在调查设计过程中规定，初次调查所遴选的工人的工龄需大于等于 2 年。这是为了防止调查中引入从事棉纺织及丝纺织工作时间过短的工人，一方面短时间从事工作的工人中存在一些临时工，他们的工作不固定，可能会在短期内离开工厂，在后续的跟踪调查中造成失访；另一方面，另一项研究也表明，工作时间少于一年的工人更容易由于健康原因而离开工厂。为了确保跟踪调查研究的顺利进行，减少不必要的人力物力浪费，在 1981 年遴选工人时，要求参加调查的全部工人工龄不少于 2 年。

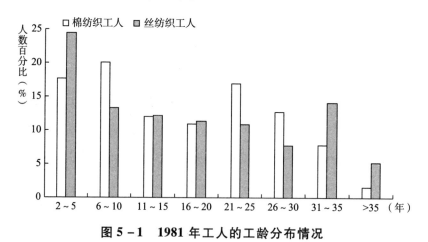

图 5-1　1981 年工人的工龄分布情况

由图 5-1 可以看出，在调查初期，棉纺织工人中工龄在 6~10 年的相对较多，大约占总棉纺织工人数的 20%。丝纺织工人中，工龄在 2 ~ 5 年的相对较多，大约占总丝纺织工人数的 24%。工龄大于 35 年的工人无论在棉纺织工人中还是在丝纺织工人中都较少。工龄相对较低（≤5 年）的棉纺织工人仅占总棉纺织工人数的 17% 左右。如此高比例的高工龄工人，很有可能成为健康工人效应的来源。一般情况下，工作时间越长、健康条件相对较差的工人越容易由于各种原因而离开岗位，而使得在岗工人多数为健康状况更好的工人。

在分析过程中，无法将调查初期工龄作为协变量加入整体模型的原因在于 1981 年工人的工龄与年龄具有高度的相关性（相关系数 RR > 0.8），将其作为自变量放入模型当中会导致模型对年龄和工龄两个参数的估计都出现偏差，从而影响分析的结果。同时，不将年龄和工龄共同加入模型还可以在不同的模型中更明确地看出不同参数在不同组对应变量系数估计的情况。将工人按照调查初期工龄分组后，得到如表 5 - 1 至表 5 - 3 的结果。

表 5 - 1　1981 年工龄小于 5 年对内毒素（ml）暴露
作用于 FEV_1 的影响[1]

	1981 年工龄小于 5 年	
	系数估计值 ± 标准误	p 值
年龄	- 14.02 ± 4.44	< 0.01
身高（cm）	32.06 ± 8.77	< 0.001
男性	757.47 ± 143.43	< 0.0001
吸烟量（包/年）	- 64.23 ± 67.86	0.34
暴露停止时间（年）	19.27 ± 16.25	0.24
（暴露停止时间）^{2} [2]	- 1.96 ± 1.34	0.15

续表

	1981 年工龄小于 5 年	
	系数估计值 ± 标准误	p 值
5 年滞后效应期累积内毒素暴露量 [1000EU/(m³·年)][3]	− 2.61 ± 1.04	0.01
最近 5 年内毒素暴露量 [1000EU/(m³·年)]	0.77 ± 1.19	0.52

注：EU/(m³·年)，每立方米每年的内毒素单位。

[1]除特别说明外，表内数据表示为系数估计值 ± 标准误。使用广义估计方程模型，除性别、身高外的所有变量均为时变变量。

[2](暴露停止时间)²：暴露停止时间的平方。

[3]1981 年工龄小于 5 年的滞后效应期累积内毒素暴露量由工人开始工作到 1981 年止的累积内毒素水平计算得出。

表 5 – 2　1981 年工龄小于 10 年对内毒素暴露
作用于 FEV_1（ml）的影响[1]

	1981 年工龄小于 10 年	
	系数估计值 ± 标准误	p 值
年龄	− 22.44 ± 2.83	< 0.0001
身高（cm）	44.90 ± 7.05	< 0.0001
男性	638.43 ± 118.54	< 0.0001
吸烟量（包/年）	− 150.30 ± 47.46	< 0.01
暴露停止时间（年）	11.96 ± 14.13	0.40
(暴露停止时间)²[2]	− 0.91 ± 1.21	0.46
5 年滞后效应期累积内毒素暴露量 [1000EU/(m³·年)]	− 1.27 ± 0.75	0.09
最近 5 年内毒素暴露量 [1000EU/(m³·年)][3]	0.78 ± 0.86	0.36

注：EU/(m³·年)，每立方米每年的内毒素单位。

[1]除特别说明外，表内数据表示为系数估计值 ± 标准误。使用广义估计方程模型，除性别、身高外的所有变量均为时变变量。

[2](暴露停止时间)²：暴露停止时间的平方。

[3]1981 年工龄小于 5 年的滞后效应期累积内毒素暴露量由工人开始工作到 1981 年止的累积内毒素水平计算得出。

表 5 – 3 1981 年工龄小于 15 年对内毒素暴露
作用于 FEV$_1$（ml）的影响[1]

	1981 年工龄小于 15 年	
	系数估计值 ± 标准误	p 值
年龄	– 27. 91 ± 1. 55	< 0. 0001
身高（cm）	42. 75 ± 4. 08	< 0. 0001
男性	393. 73 ± 61. 02	< 0. 0001
吸烟量（包/年）	– 80. 22 ± 38. 87	< 0. 05
暴露停止时间（年）	6. 64 ± 4. 08	0. 10
（暴露停止时间）^{2} [2]	– 0. 21 ± 0. 26	0. 43
5 年滞后效应期累积内毒素暴露量 [1000EU/（m^3·年）]	– 1. 17 ± 0. 48	0. 01
最近 5 年内毒素暴露量 [1000EU/（m^3·年）] [3]	0. 66 ± 0. 61	0. 28

注：EU/（m^3·年）：每立方米每年的内毒素单位。

[1] 除特别说明外，表内数据表示为系数估计值 ± 标准误。使用广义估计方程模型，除性别、身高外的所有变量均为时变变量。

[2] （暴露停止时间）^{2}：暴露停止时间的平方。

[3] 1981 年工龄小于 5 年的滞后效应期累积内毒素暴露量由工人开始工作到 1981 年止的累积内毒素水平计算得出。

本研究对调查初期的工龄按照每组增加 5 年的方式分组，分别为小于 5 年、小于 10 年、小于 15 年、小于 20 年、小于 25 年及全部工人，由于篇幅的限制，这里只列出比较典型的小于 5 年、小于 10 年和小于 15 年三组。在这一分析中，有 12 名在调查初期工龄就超过 35 年的工人不包括在其中。这是因为，首先，这些工人是在未成年的时候就进入了棉纺织行业，暴露在内毒素下，本研究无法确定内毒素在对未成年人的影响上是否会出现与成年人的差异。其次，这些工人在棉纺织厂尚处于战争时期就已经参加工作，本研究也无法确定当时棉纺织厂内的内毒素浓度情况。最后，这些工人由于长时间的工作，在他们工作的过程中更可能发生健康工人效应，这点可以通过他们在调查初期的 FEV_1 水平看出，尽管他们比其他工人工作更长的时间，但是他们几乎与其他工人有着相同的平均 FEV_1 水平（2249.75ml 和 2301.28ml）。

表 5-1 到表 5-3 的分析结果显示，年龄在各个组中与 FEV_1 均呈负相关关系，年龄越大，FEV_1 越低；通过不同工龄组的比较可以看出，在调查初期拥有较短工龄的工人年龄每增加 1 岁，损失的 FEV_1 要远低于调查初期拥有较长工龄的工人，其中小于 15 年的工人年龄每增加 1 岁，所损失的 FEV_1 几乎是工龄小于 5 年的工人的 2 倍；身高越高，工人的 FEV_1 值越高，工人在调查初期工龄从 5 年到 10 年增长的过程中，身高较高的人有更高的 FEV_1，而工龄小于 10 年和工龄小于 15 年的工人的身高对 FEV_1 的影响基本持平；男性的 FEV_1 一般远远高于女性，在调查初期工龄比较高的工人中，男性与女性的这种 FEV_1 的区别不那么明显；吸烟工人的 FEV_1 比不吸烟的工人低，这种差异在初期调查时工龄小于 5 年的工人中没有显著的统计学意义，但是在工龄大于 10 年和 15 年的工人中，这种差异有着显著的统计学意义，而且，初期调查时工人的工龄越高，吸烟对 FEV_1 所造成的负面影响就越大；暴露停止时间在各个组别中均呈现出有助于增加工人 FEV_1 的趋势，但是这种趋势没有显著的统计学意义；5 年滞后效应期累积内毒素暴露量会导

致工人的 FEV_1 降低，而且，初期调查时工龄较短的工人更容易在内毒素暴露下损失 FEV_1；当工人调查初期工龄逐渐增加时，工人随内毒素暴露累积而损失的 FEV_1 越来越少，尤其是当工龄由 5 年向 10 年增加时，这种减少的趋势尤其迅速，初期调查中工龄小于 10 年的工人，5 年滞后效应期累积内毒素暴露量每增加 $1000EU/(m^3 \cdot 年)$ 时，其 FEV_1 减少量仅为工人调查初期工龄小于 5 年工人的一半；当工人调查初期工龄继续增加时，这种 5 年累积内毒素增加对 FEV_1 损失的量的变化的影响程度逐渐变小，初期调查中工人工龄小于 15 年的工人，5 年滞后效应期累积内毒素暴露量每增加 $1000EU/(m^3 \cdot 年)$ 时，其 FEV_1 减少的量相比调查初期工龄小于 10 年的工人略有减少；在各组别中，最近 5 年的累积内毒素暴露量与 FEV_1 没有显著的统计学相关性。

由各组中模型对年龄的系数估计可以看出，随着工作时间（工龄）的延长，年龄增长对 FEV_1 所带来的损失明显增加。随着工龄的增加，男性棉纺织工人的 FEV_1 相对于女性棉纺织工人的优势越来越小，这与本研究在第 3 章中研究的结果相吻合，相对于女性棉纺织工人，男性棉纺织工人在内毒素暴露下更容易出现 FEV_1 损失。吸烟状况在工人工龄增加时对 FEV_1 损失的影响越来越小，这可能是由于内毒素暴露与吸烟的联合作用在内毒素暴露水平增加时减小造成的。暴露停止时间在这里未见对 FEV_1 有明显的统计学影响，这可能是因为，本研究所划分的组别中，工龄偏小造成暴露停止时间过短，正如本研究以往 20 年的研究中所得出的一些结论一样，GEE 重复测量模型中的暴露停止时间过短会导致无法对暴露停止时间对 FEV_1 慢性变化的影响作出准确的估计。值得关注的是，对于那些在调查初期工龄较短的工人，5 年滞后效应期累积内毒素暴露对他们 FEV_1 损失的影响远远大于那些调查初期工龄较长的工人。这说明，在调查初期工龄较长的工人在内毒素暴露过程中表现出了比调查初期工龄较短的工人更健康的一种状态，即在调查初期遴选工人时存在健康工人效应。同时本研究也发现，对于调查初期工龄大于 10 年的工人，5 年滞后效应期累积内毒素对 FEV_1 的影响系数估计几乎不变，这说明健康工人效应发生在工作后 10 年左右。本研究推测，一些肺功能相对较差的工人会选择在工作 10 年以内离开棉纺织行业，这一推测还有待于在后续研究中证实。另外，在 1981 年工龄越短的工人，在内毒素暴露下，损失 FEV_1 的速度越快，也可能是由所谓的剂量—速度效应造成的。

虽然在调查设计初期，为保证前瞻性跟踪调查研究不会出现太大的偏差，本研究挑选那些在棉纺织工厂至少工作 2 年以上的工人。这是因为，一方面，新入厂的棉纺织工人往往被分配到内毒素暴露水平较低的岗位；另一方面，有关新入厂的棉纺织工人的一项调查表明，新参加工作的棉纺织工人更容易较早地离开工作岗位，造成未来调查过程中调查对象的删失。国际上的前瞻性调查也广泛采用 2 年这一标准对最初进入调查的工人进行筛选。同时，一些研究也发现，在调查初期工龄较长的工人要比那些工龄较短的工人相对健康。[①] 一些研究建议采用对调查初期工人工龄分组的方法来减小健康工人效应对结果的影响。[②]

本研究表明，在调查初期遴选工人的过程中，存在健康工人效应。那么在调查过程中是否也存在健康工人效应呢？本研究进行了5.2节的分析。

5.2　呼吸系统疾病对调查参与情况的影响分析

由表5－4可以看出，对于棉纺织工人，有慢性支气管炎的工人不参与下一次调查的概率是那些没有慢性支气管炎工人的2.08倍，有呼吸困难的工人不参与下一次调查的概率是那些没有呼吸困难工人的2.39倍，而有任意呼吸系统疾病的工人不参与下一次调查的概率是那些没有任何呼吸系统疾病工人的2.10倍，这些差异均具有显著的统计学意义；未发现棉尘病的发病与下一次不参与调查之间有显著的统计学联系。而对于丝纺织工人，有慢性支气管炎、呼吸困难、慢性咳嗽或者任

---

① Meijers J. M., Swaen G. M., Volovics A., et al., "Occupational Cohort Studies: the Influence of Design Characteristics on the Healthy Worker Effect," *Int J Epidemiol*, 1989 (18); Sobala W., "Definition, Characteristics and Methods of Reducing the Healthy Worker Effect," *Med Pr*, 2008 (59); Wen C. P., Tsai S. P., et al., "Anatomy of the Healthy Worker Effect: A Critical Review," *J occup Med*, 1982 (25).

② Walter S. D., "Cause-deleted Proportional Mortality Analysis and the Healthy Worker Effect," *Stat Med*, 1986 (5).

意呼吸系统疾病的人均未发现与下一次不参与调查之间有明显的统计学联系。

表5-4 有呼吸系统疾病的工人不参与下一次调查的让步比[1]

呼吸系统疾病	棉纺织工人	丝纺织工人
慢性支气管炎	*2.08（1.00，4.35）*[2]	1.08（0.38，3.13）
呼吸困难	*2.39（1.34，4.26）*	0.70（0.29，4.76）
慢性咳嗽	—[3]	0.60（0.07，5.00）
棉尘病	0.91（0.39，2.12）	—
任意呼吸系统疾病	*2.10（1.25，3.56）*	0.90（0.43，1.84）

[1] 让步比是通过 GEE 模型经年龄、性别、身高和总吸烟量调整后计算出来的。

[2] 具有统计学显著性的数值用斜体表示。

[3] 由于数据过少，GEE 模型无法运行。

表5-4 的模型结果说明，在棉纺织工人中，呼吸系统疾病发生的情况会影响工人参与下一次调查的情况，换句话说，有呼吸系统疾病的、相对不健康的工人比那些相对健康的工人更容易不参与下一次调查，即调查过程中存在健康工人生存效应，而在作为对照组的丝纺织工人中未发现这种情况。这表明棉尘暴露或者内毒素暴露造成了棉纺织工人中存在这种健康工人效应。以往的研究已经证明，有呼吸系统疾病的工人通常有较低的 FEV_1 值，呼吸系统疾病会加重 FEV_1 的慢性损失程度。[①] 这表明在本研究的跟踪调查研究过程中，损失了一部分健康状况相对比较差（患有呼吸系统疾病）的棉纺

---

① Wang X. R., Eisen E. A., Zhang H. X., et al., "Respiratory Symptoms and Cotton Dust Exposure: Results of a 15 Year Follow up Observation," *Occup Environ Med*, 2003 (60).

织工人。当这部分健康状况比较差的工人有较低的 FEV_1 值以及与其他工人相当的内毒素暴露量时，会使得本研究对内毒素影响慢性肺功能损失的结果估计过低；相反的，当这部分健康状况比较差的工人有较低的 FEV_1 值以及高于其他工人的内毒素暴露量时，无法确切地估计本研究的分析结果会有怎样的偏差。

5.3　呼吸系统疾病与提前退休的关系分析

按照中国的相关职业法律法规，本研究将提前退休定义为男性 60 岁之前、女性 50 岁之前离开工作岗位。所有的 919 名工人 25 年的问卷记录都经过反复核对，确认他们的退休时间以及退休原因，保证在分析过程中不出现由数据录入错误或者理解错误出现的偏差。

图 5 - 2 是棉纺织工人和丝纺织工人按性别进行分类后提前退休的工人比例。由图 5 - 2 可以看出，棉纺织工人和丝纺织工人提前退休的占比都不高，均不超过棉纺织工人和丝纺织工人总数的 1%。棉纺织工人和丝纺织工人在提前退休人数占比上，男性棉纺织工人略高于男性丝纺织工人，而女性棉纺织工人和女性丝纺织工人的提前退休人数在占比上基本相当。另外，男性和女性比较，无论是棉纺织工人还是丝纺织工人，女性提前退休的比例都要远远高于男性。这可能是由于女性在工作过程中更容易受到身体或者其他原因的影响

而提前退休。

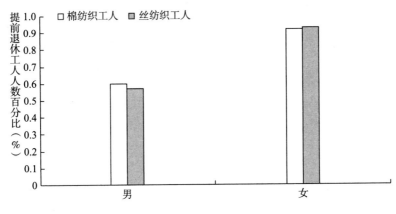

图5-2　提前退休的工人比例

由表5-5和表5-6可以看出，对于棉纺织工人，患有慢性支气管炎的工人中，女性提前退休的概率比那些未患慢性支气管炎的女性工人高43%，此差异具有明显的统计学意义，而在男性棉纺织工人中未发现提前退休与慢性支气管炎的发病有明显的统计学关系；有呼吸困难的工人中，女性提前退休的概率比那些没有呼吸困难的女性工人高48%，此差异具有明显的统计学意义，而在男性棉纺织工人中未发现提前退休与呼吸困难的发病有明显的统计学关系；而有任意呼吸系统疾病的工人中，女性提前退休的概率比那些没有任何呼吸系统疾病的工人高14%，此差异也具有明显的统计学意义；关于慢性咳嗽及棉尘病，无论是在男性工人中还是在女性工人中，均未发现其与工人提前退休之间有明显的统计学联系。

表 5 – 5　棉纺织工人有呼吸系统疾病的工人提前退休的让步比[1]

	棉纺织工人	
	男性	女性
慢性支气管炎	1.03（0.70，1.51）	*1.43（1.04，1.95）[2]*
呼吸困难	1.02（0.73，1.30）	*1.48（1.23，1.75）*
慢性咳嗽	1.09（0.58，1.46）	1.23（0.87，1.73）
棉尘病	1.09（0.81，1.48）	0.96（0.83，1.08）
任意呼吸系统疾病	1.01（0.79，1.28）	*1.14（1.04，1.25）*

[1]让步比是通过 GEE 模型根据年龄、性别、身高和总吸烟量调整后计算出来的。

[2]具有统计学显著性的数值用斜体表示。

表 5 – 6　丝纺织工人有呼吸系统疾病的工人提前退休的让步比[1]

	丝纺织工人	
	男性	女性
慢性支气管炎	*1.28（1.00，1.67）[2]*	1.17（0.70，1.97）
呼吸困难	1.17（0.94，1.46）	1.09（0.85，1.42）
慢性咳嗽	1.15（0.84，1.62）	1.11（0.67，1.84）
棉尘病	－ － － － － － －	－ － － － － － －
任意呼吸系统疾病	*1.23（1.06，1.42）*	1.08（0.83，1.43）

[1]让步比是通过 GEE 模型根据年龄、性别、身高和总吸烟量调整后计算出来的。

[2]具有统计学显著性的数值用斜体表示。

相反的，对于丝纺织工人，有慢性支气管炎的工人中，男性提前退休的概率比那些没有慢性支气管炎的男性工人高 28%，此差异具有明显的统计学意义。而在女性丝纺织工人中未发现提前退休与慢性支气管炎的发病有明显的统计学关系；关于呼吸困难及慢性咳嗽，无论是在男性工人还是在女性工人中，均未发现呼吸困难或者慢性咳嗽的发病与工人提前退休之间有明显的统计学联系。

值得一提的是，虽然在很多呼吸系统疾病的研究中未发现其与提前退休有明显的统计学联系，但是所有变量的系数结果均显示出了与提前退休的正相关关系，即呼吸系统疾病的发病可能会加剧工人提前退休的状况发生，相信这一结果并非偶然，但是更加详细的结果还要在未来的研究中加以证实。

表5-5和表5-6的模型结果说明，在棉纺织工人中，呼吸系统疾病的发生会影响工人提前退休的情况。换句话说，有呼吸系统疾病的、相对不健康的工人比那些相对健康的工人更容易提前退休，这也是一种健康工人生存效应。而在作为对照组的丝纺织工人中同样存在这种情况。这表明棉尘暴露或者内毒素暴露不是造成棉纺织工人存在这种健康工人效应的根本原因。因此，本研究在对比分析过程中不会因为这一健康工人生存效应而产生偏差。对有呼吸系统疾病的工人提前退休的让步比的性别差异的研究表明，在棉纺织工人中，女性更容易受到这种健康工人生存效应的影响，而相反的，在对照组中，男性工人更容易受到这种健康工人效应的影响，而且影响程度也小于棉纺织工人。这说明女性可能对内毒素及棉尘暴露所造成的呼吸系统疾病更加敏感，从而导致她们更容易由于身体的原因而提前退休。

5.4 在岗棉纺织工人呼吸系统疾病
与工作调动的关系

在本研究调查中发现，棉纺织工人会由于健康情况而调动工作岗位，一般健康状况比较差的工人会申请或被动调动到内毒素暴露比较低的工作岗位。图 5-3 显示了在 1981 年的首次调查后，棉纺织工人从高暴露的工作岗位调动到低暴露的工作岗位人数的情况。本研究仅关注棉纺织工人从高暴露水平的工作岗位向低暴露水平的工作岗位调动的情况。这是因为，一方面，从低暴露的工作岗位向高暴露的工作岗位调动的棉纺织工人数量非常少（<2%），具体的调动原因不明确；另一方面，由肺功能损失等健康原因而产生的工作调动，一般是由高暴露的工作岗位向更加不易产生呼吸系统疾病或者肺功能损失的低暴露岗位调动。图 5-3 说明，随着时间的推移，调动工作岗位的棉纺织工人越来越少，尤其在 1992 年以后，数量急剧减少。这是因为，在 1992 年以后，棉纺织厂的主要原材料开始从棉花向合成纤维转变，工作环境中的棉尘和内毒素量急剧减少，棉纺织工人受到棉尘和内毒素影响而产生的肺功能损失及呼吸系统疾病情况有所改善。另外，在 1996 年以后，大批的工人因达到退休年龄而退休，也是造成这一现象的重要原因之一。到 2006 年，几乎所有的工人都退休后，调动工作的工人数为 0。

为研究仍然在岗的棉纺织工人的呼吸系统疾病是否与他们

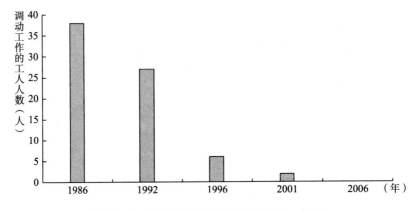

图 5 - 3　棉纺织工人工作调动人数统计

从高内毒素暴露水平的岗位调动到低内毒素暴露水平的工作岗位有关，本研究做了如表 5 - 7 的分析。

表 5 - 7　有呼吸系统疾病的棉纺织工人在下一次
调查中调动工作的让步比[1]

呼吸系统疾病	棉纺织工人
慢性支气管炎	**1. 68（0. 99，2. 83）**[2]
呼吸困难	0. 98（0. 66，1. 45）
慢性咳嗽	2. 75（0. 67，11. 36）
棉尘病	**1. 52（0. 94，2. 46）**
任意呼吸系统疾病	*1. 63（1. 15，2. 32）*[3]

[1] 让步比是通过 GEE 模型根据年龄、性别、身高和总吸烟量调整后计算出来的。

[2] 具有边缘统计学显著性的数值用粗体表示。

[3] 具有统计学显著性的数值用斜体表示。

由表 5 - 7 可以看出，对于棉纺织工人，有慢性支气管炎的工人在下一次调查中由高内毒素暴露水平的岗位调动到低内

毒素暴露水平的岗位的概率是那些没有慢性支气管炎工人的
1.68 倍,有棉尘病的工人在下一次调查中调动到低内毒素暴露
水平的岗位的概率是那些没有棉尘病的工人的 1.52 倍,有任
意呼吸系统疾病的工人在下一次调查中调动到低内毒素暴露水
平的岗位的概率是那些没有任何呼吸系统疾病的工人的 1.63
倍,以上的差异均具有明显的统计学意义。

表 5-7 的模型结果说明,在棉纺织工人中,呼吸系统疾
病会影响下一次调查中工人工作岗位的变动,有慢性支气管炎
的棉纺织工人更容易在下一次调查时从高内毒素暴露水平的岗
位调动至低内毒素暴露水平的岗位,有呼吸系统疾病的工人、
相对不健康的工人比那些相对健康的工人更容易调动到内毒素
暴露水平低的工作岗位上。

5.5 低水平 FEV_1 对棉纺织工人的影响研究

以上 3 小节的分析表明,有呼吸系统疾病的工人更容易不
参与下一次调查、提前退休或者在调查过程中发生工作岗位的
变动。除呼吸系统疾病外,肺功能也可以用 FEV_1 的高低来衡
量,是否 FEV_1 较低的工人也容易不参与下一次调查、提前退
休或者从高暴露岗位向低暴露岗位调动工作还不清楚,这一节
本研究就对这一问题进行分析。这里,将低水平 FEV_1 定义为
工人实际 FEV_1 值低于期望值(基于 1981 年的丝纺织工人由广
义线性模型计算得出)的 80%。

　　图 5-4 为棉纺织工人和丝纺织工人在调查中具有低水平 FEV_1 的工人所占各自总工人数的比例。棉纺织工人在 1986 年以后的所有调查当中，其 FEV_1 过低的工人的比例都远远高于丝纺织工人。而在 1986 年，棉纺织工人和丝纺织工人中具有低水平 FEV_1 的工人所占的比例基本相当。棉纺织工人中具有低水平 FEV_1 工人的比例在 1996 年时有一个降低，可能是由于这一时间大部分的棉纺织工人开始进入退休年龄，棉尘及内毒素暴露对他们的影响开始逐渐减小造成的。

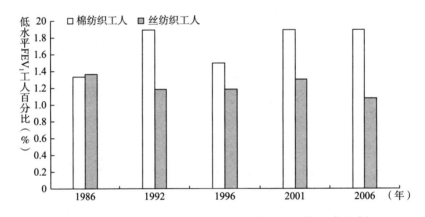

图 5-4　历次调查中具有低水平的 FEV_1 的工人比例

　　由表 5-8 和表 5-9 可以看出，棉纺织工人中，当女性工人的 FEV_1 处于低水平时，她们更加容易不参加下一次调查，无法提供有效的 FEV_1 值，从高暴露的工作岗位向低暴露的工作岗位调动或者提前退休（这与图 5-2 中所显示的趋势相一致），而男性工人仅发现提前退休与工人的低 FEV_1 水平相关。在丝纺织工人中，仅发现当男性工人的 FEV_1 处于低水平时，他们提前退休的概率是那些拥有正常 FEV_1 水平的男性工人的

2.08 倍，女性工人的 FEV$_1$ 处于低水平时，她们提前退休的概率是那些正常 FEV$_1$ 水平的女性工人的 3.86 倍。

表 5-8 低水平 FEV$_1$ 的棉纺织工人下一次调查中

几种情况的让步比[1]

	棉纺织工人	
	男性	女性
未参加调查	1.62（0.81, 3.19）	*3.00（1.40, 6.36）[2]*
未提供 FEV$_1$[4]	1.28（0.63, 2.64）	*3.53（3.19, 10.70）*
从高暴露向低暴露转变	3.06（0.75, 12.55）	**2.53（0.95, 6.82）[3]**
提前退休	*2.41（1.49, 3.90）*	*2.39（1.90, 3.00）*

[1] 让步比是通过 GEE 模型根据年龄、性别、身高和总吸烟量调整后计算出来的。

[2] 具有统计学显著性的数值用斜体表示。

[3] 具有边缘统计学显著性的数值用粗体表示。

[4] 包括所有的参加及未参加调查但是未能提供有效 FEV$_1$ 值的工人。

表 5-9 低水平 FEV$_1$ 的丝纺织工人下一次调查中

几种情况的让步比[1]

	丝纺织工人	
	男性	女性
未参加调查	1.07（0.57, 2.03）	—[2]
未提供 FEV$_1$[3]	1.07（0.57, 2.03）	—[2]
提前退休	*2.08（1.31, 3.29）[4]*	*3.86（2.27, 6.55）*

[1] 让步比是通过 GEE 模型根据年龄、性别、身高和总吸烟量调整后计算出来的。

[2] 由于调查对象太少而导致 GEE 模型无法运行。

[3] 包括所有的参加及未参加调查但是未能提供有效 FEV$_1$ 值的工人。

[4] 具有统计学显著性的数值用斜体表示。

表 5-8 和表 5-9 的分析结果表明, 相对于呼吸系统疾病来说, 低水平的 FEV_1 对工人下一次无法参与调查、无法提供有效的 FEV_1 值、从高暴露向低暴露岗位调动或者在调查过程中提前退休更加敏感。同时, 在性别差异对比的过程中, 本研究同样发现棉纺织工人中的女性更容易受到这种健康工人生存效应的影响。在丝纺织工人中, 同样是低水平 FEV_1 的女性比正常水平 FEV_1 的女性更容易提前退休。这说明女性可能对低 FEV_1 更加敏感, 从而导致她们更容易因为肺功能问题而提前退休。

5.6　累积内毒素暴露与 FEV_1 改变的危害比分析

FEV_1 值的变化或者 5 年平均 FEV_1 值的变化可以衡量工人的慢性肺功能改变, 另一个重要的衡量工人慢性肺功能改变的指标是工人 FEV_1 值第一次下降到一定程度的发生率。实际研究中, 研究者常常将当工人的 FEV_1 值第一次下降超过基线 FEV_1 水平的 10% 作为工人出现慢性不可逆的肺功能损失的一个指标, 这一指标不仅反映了肺功能下降的程度, 同时也反映了肺功能下降的速度。研究这种"发病率"与暴露水平的关系通常采用 Cox 模型, 但 Cox 模型无法考虑到各个不同的暴露阶段对相应变量的不同影响, 也难以发现实际函数关系中出现的二次函数、指数函数以及对数函数的特征。针对这些不足, 将惩罚样条函数引入模型可以很好地解决上述问题。本章将结合

惩罚样条函数，对 FEV₁ 值是否第一次下降超过基线 FEV₁ 水平
的 10% 这一响应变量进行研究。

图 5-5 为历次调查中棉纺织工人和丝纺织工人的 FEV₁ 值
下降超过 1981 年基线 FEV₁ 值的 10% 的工人的占比。随着时间
的延长，棉纺织工人的 FEV₁ 值下降超过 1981 年基线 FEV₁ 值的
10% 的工人占比越来越高。但是在 2006 年的调查中，棉纺织
工人的 FEV₁ 值下降超过 1981 年的 10% 的工人的占比反而有所
降低。这是因为在 2006 年，很大一部分棉纺织工人虽然参加
了调查，但是由于身体过于虚弱而无法提供有效的 FEV₁ 值，
而这一部分工人往往在以往有着较低的 FEV₁ 水平。

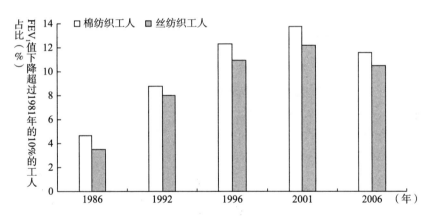

图 5-5　历次调查中 FEV₁ 值下降超过基线 FEV₁ 值的
10% 的工人比例

由图 5-6 可以看出，对于棉纺织工人，在 5 年滞后效应期
累积内毒素水平较低时，FEV₁ 降低超过基线 FEV₁ 值的 10% 发
生的危害比（RR，相比于工人的平均水平）迅速升高，直到 5
年滞后效应期累积内毒素水平达到 26000EU/（m³·年）时，

FEV_1 降低超过基线 FEV_1 值的 10% 发生的危害比达到一个峰值（RR = 1.41），随后，危害比随 5 年累积内毒素值的升高缓慢下降，在 5 年滞后效应期累积内毒素水平达到 40000EU/（m³·年）时降到 1.0。这里，惩罚样条函数的自由度（Degree of Freedom，DF）设置为 5。

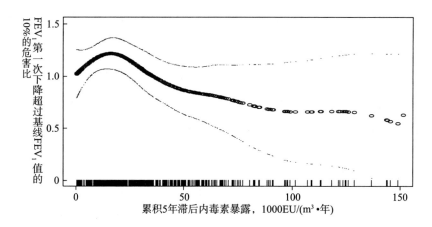

图 5－6　FEV_1 降低的危害比及 95% 置信区间与内毒素暴露的关系

注：图中间线条为让步比的估计值，上下两线条为让步比的置信区间，底部短竖线为样本分布。

图 5－6 说明，棉纺织工人在 5 年滞后效应期累积内毒素暴露水平较低的时候，FEV_1 出现下降的概率更高、速度更快。图 5－6 下方的竖直短黑线表明了不同内毒素暴露的棉纺织工人的分布情况，棉纺织工人的 5 年滞后效应期累积内毒素暴露水平的中位数为 26730EU/（m³·年），第 75% 分位数为 55720EU/（m³·年）。这一结果也与本研究上一节的结论相吻合，在调查初期工龄较短的工人，FEV_1 随 5 年滞后效应期累积内毒素下降得更多。这些工人一般在调查开始后 5 年的累积内毒素水平较

低，他们是 FEV_1 下降较快的人群。

图 5-6 也说明了棉纺织工人中存在健康工人效应。5 年滞后效应期累积内毒素暴露水平相对较高的棉纺织工人，其 FEV_1 第一次降低超过基线 FEV_1 值的 10% 的危害比反而较低，这些工人一般工龄较长，是相对较健康的工人。对于少量的处于极高的 5 年滞后效应期累积内毒素暴露水平的工人，他们 FEV_1 下降危害比低于平均值，而且有暴露量越高危害比越低的趋势，但是由于处于极高暴露水平的工人相对过少，对于这一群体的研究结果还有待于在以后的研究中确定。

5.7 不同时期累积内毒素暴露与 FEV_1 下降的关系分析

为研究不同时期的累积内毒素暴露对 FEV_1 降低的影响，本研究对比了调查开始时的累积内毒暴露量和调查开始后的累积内毒素暴露量对 FEV_1 第一次降低超过基线 FEV_1 值的 10% 的危害比的影响。

图 5-7 表明，在调查开始以后，随着累积内毒素暴露量的增加，FEV_1 第一次降低超过基线 FEV_1 值的 10% 的危害比缓慢增加，从累积内毒素相对较低时的稍低于平均值（RR = 1.0），增加到累积内毒素较高时的高于平均值。FEV_1 第一次降低超过基线 FEV_1 值的 10% 的危害比随着调查开始后累积内毒素暴露量的增加，增长的速度逐渐变慢，在调查开始后累积内

毒素暴露量达到20000EU/（m³·年）左右到达一个峰值，随后，随着调查开始后累积内毒素暴露量继续增加，FEV_1第一次降低超过基线FEV_1值的10%的危害比的值有小幅度的回落趋势。

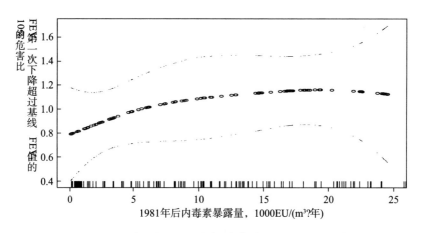

**图5-7　1981年后FEV_1降低的危害比及95%置信区间
与内毒素暴露的关系**

注：图中间中间线条为让步比的估计值，上下两线条为让步比的置信区间，底部短竖线为样本分布。

图5-7说明，棉纺织工人的肺功能下降随着调查开始后累积内毒素暴露值的增加而增加，这与以往研究所得出的结论一致：累积内毒素暴露量越高，FEV_1下降得越多。

图5-8反映了调查开始前棉纺织工人累积内毒素暴露量与FEV_1在调查开始后第一次降低超过基线FEV_1值的10%的危害比之间的关系。在调查开始以后，随着调查开始前累积内毒素暴露量的增加，FEV_1第一次降低超过基线FEV_1值的10%的危害比迅速增加，至调查开始前累积内毒素量达到12000EU/（m³·年）左右时达到峰值（RR＝1.5），随后FEV_1第一次降

低超过基线 FEV_1 值的 10% 的危害比开始下降，到累积内毒素达到 $20000EU/(m^3 \cdot 年)$ 左右时降到低于平均值（$RR = 1.0$）的水平。图 5-8 也说明了棉纺织工人在进入调查时即存在健康工人效应，调查初期累积内毒素相对较高的棉纺织工人，其 FEV_1 第一次降低超过基线 FEV_1 值的 10% 的危害比反而较低，这些工人工龄较长，是相对较健康的工人，他们比那些工龄短的工人更加不容易受到累积内毒素的影响。

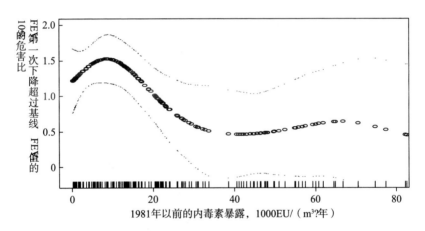

图 5-8　FEV_1 降低的危害比及 95% 置信区间
与 1981 年前内毒素暴露的关系

注：图中中间线条为让步比的估计值，上下两线条为让步比的置信区间，底部短竖线为样本分布。

5.8　调查对象遴选过程中的健康工人效应研究

在研究初期工人遴选过程中出现的健康工人效应国外研究

较多[1]，而国内研究相对较少[2]。但是，对于棉纺织工人是否也存在这种健康工人效应尚不明确。

图5-9中，棉纺织工人按照在调查遴选工人初期（1981年）的工龄分成小于5年、小于10年和小于15年的3个组，然后以5年滞后效应期累积内毒素暴露为横轴，工人在跟踪调查过程中第一次FEV$_1$降低超过1981年基线FEV$_1$值的10%的危险比作为纵轴，用惩罚样条函数（P-spline）作平滑曲线，得到棉纺织工人不同基线工龄与受内毒素影响造成的慢性FEV$_1$降低之间的对比关系。由图5-9可以看出，调查初期不同工龄的工人，都有如图5-9中曲线所呈现的趋势：在5年滞后效应期累积内毒素水平较低时，FEV$_1$降低超过基线FEV$_1$值的10%的危害比迅速升高，直到5年滞后效应期累积内毒素水平达到一定值时，FEV$_1$降低超过基线FEV$_1$值的10%的危害比达到一个峰值，随后，这一危害比随5年滞后效应期累积内毒素值的升高而缓慢下降，但这3组的工人几乎都在5年滞后效应期累积内毒素水平达到38000EU/（m^3·年）时，FEV$_1$降低超过基线

---

① Bell C. M., Coleman D. A., "Models of the Healthy Worker Effect in Industrial Cohorts," *Stat Med*, 1987 (6); Carpenter L. M., "Some Observations on the Healthy Worker Effect," *Br J Ind Med*, 1987 (44); Wilcosky T., Wing S., "The Healthy Worker Effect. Selection of Workers and Work Forces," *Scand J Work Environ Health*, 1987 (13); Howe G. R., Chiarelli A. M., Lindsay J. P., "Components and Modifiers of the Healthy Worker Effect: Evidence from Three Occupational Cohorts and Implications for Industrial Compensation," *Am J Epidemiol*, 1988 (128).

② 金亚平：《从日本大型工业系统的工人死亡记录中观察到的健康工人效应》，《预防医学情报杂志》1990年第3期；宇传华、余松林：《"健康工人效应（HWE）"及其控制方法》，《预防医学情报杂志》1992年第2期；乔蓉、王绵珍、王治明：《煤矿工人死亡率研究中的健康工人效应控制方法初探》，《华西医科大学学报》1996年第1期。

FEV$_1$值的 10% 的危害比降到平均水平（RR = 1.0）。

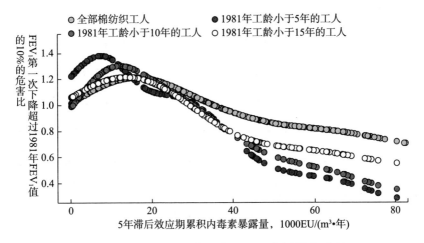

图 5 - 9　不同工龄的工人 FEV$_1$ 降低的危害比
与内毒素的关系对比分析

　　但是，这 3 组不同初期工龄的棉纺织工人在 FEV$_1$ 降低超过
基线 FEV$_1$ 值的 10% 的危害比上又有着明显的不同。主要表现
在这 3 组工人的 FEV$_1$ 降低超过基线 FEV$_1$ 值的 10% 的危害比的
峰值出现在不同的滞后效应期累积内毒素暴露值时，工人在调
查初期工龄小于 5 年的，FEV$_1$ 降低超过基线 FEV$_1$ 值的 10% 的
危害比的峰值出现在 5 年滞后效应期累积内毒素为 15000EU/
（m^3·年）时，工人在调查初期工龄小于 10 年的，FEV$_1$ 降低
超过基线 FEV$_1$ 值的 10% 的危害比的峰值出现在 5 年滞后效应
期累积内毒素 17000EU/（m^3·年）时，而工人在调查初期工龄
小于 15 年的，FEV$_1$ 降低超过基线 FEV$_1$ 值的 10% 的危害比的峰
值出现在 5 年滞后效应期累积内毒素 19000EU/（m^3·年）时，
即 FEV$_1$ 降低超过基线 FEV$_1$ 值的 10% 的危害比的峰值滞后效应

累积内毒素暴露量随调查初期工龄的升高而升高。另外，他们的 FEV_1 降低超过基线 FEV_1 值的10%发生的危害比的最高值也有不同，工人在调查初期工龄小于5年的，FEV_1 降低超过基线 FEV_1 值的10%的危害比的峰值为1.4，工人在调查初期工龄小于10年的，FEV_1 降低超过基线 FEV_1 值的10%的危害比的峰值为1.3，而工人在调查初期工龄小于15年的，FEV_1 降低超过基线 FEV_1 值的10%的危害比的峰值为1.2，即这一峰值随着调查初期工龄的升高而降低。

图5-9说明，在调查初期工龄短的工人，FEV_1 降低超过基线 FEV_1 值的10%的危害比最高，从0暴露到危害比达到峰值所经过的累积内毒素暴露量相对更少，他们在相对较低的5年滞后效应期累积内毒时就可以达到这一峰值，说明他们的 FEV_1 即肺功能对累积内毒素暴露更加敏感，这种趋势随着调查初期工龄的增加而逐渐减弱，FEV_1 降低超过基线 FEV_1 值的10%发生的危害比逐渐降低，而5年滞后效应期累积内毒素到达峰值时的值也逐渐升高。

5.9　本章小结

（1）棉纺织工人在调查初期的工人遴选中已表现出明显的健康工人效应。在调查初期工龄比较长的棉纺织工人，他们所受到的累积内毒素的影响更大，特别是那些在调查初期工龄不超过5年的棉纺织工人，每单位累积内毒素所造成的肺功能慢性下降是那些工龄不超过 10 年的工人的 2 倍。

（2）虽然研究没有发现暴露停止对调查初期工龄较小的工人的肺功能下降缓解程度有明显影响，但是暴露停止对调查初期工龄较小的工人的肺功能下降缓解程度呈现出正相关的趋势。

（3）有呼吸系统疾病的棉纺织工人更容易在下一次调查中不参与调查或者提前退休，而在丝纺织工人中没有发现这一现象。这表明棉尘暴露或者内毒素暴露造成了棉纺织工人中存在这种健康工人效应。也就是说，所谓的健康工人效应，是针对内毒素或者棉尘暴露而言的健康工人效应。同时这也表明在本研究的跟踪调查研究过程中，损失了一部分棉纺织工人，这部分工人相对健康状况比较差（患有呼吸道疾病）。当这部分健康状况比较差的工人有较低的 FEV_1 值，受到与其他工人相当的内毒素暴露量时，会使本研究对内毒素影响慢性肺功能损失的结果估计过低；相反的，当这部分健康状况比较差的工人有较低的 FEV_1 值以及高于其他工人的内毒素暴露量时，无法确切地估计本研究的分析结果会有怎样的偏差。

（4）相对于呼吸系统疾病来讲，低水平的 FEV_1 对工人下一次无法参与调查、无法提供有效的 FEV_1 值、从高暴露岗位向低暴露岗位调动或者在调查过程中提前退休更加敏感。具有低水平 FEV_1 值的棉纺织工人，在下一次调查中更容易不参与调查，从高暴露岗位调动到低暴露岗位，在调查中由于健康原因而无法提供有效的 FEV_1 值，或者在法定的退休年龄以前退休。

（5）在性别差异对比分析中，本研究发现棉纺织工人中的女性更容易受到健康工人生存效应的影响。在丝纺织工人中，FEV_1 水平比较低的女性比 FEV_1 正常水平的女性更容易提前退休。这说明女性可能对低 FEV_1 更加敏感，从而导致她们更容易由于肺功能的原因而提前退休。

（6）本章通过利用惩罚样条函数研究 5 年滞后效应期累积内毒素暴露与 FEV_1 首次降低超过基线 FEV_1 值的 10% 的危害比的关系发现，当棉纺织工人在调查开始前内毒素水平较低或者工龄较短时，FEV_1 首次降低超过基线 FEV_1 值的 10% 的危害比较平均值高，而且会在一定的 5 年滞后效应期累积内毒素暴露达到一定量时升高至一峰值，随后迅速降低。

（7）对于调查开始后的累积内毒素暴露量，FEV_1 首次降低超过基线 FEV_1 值的 10% 的危害比会随着这一量的增加而缓慢升高，证明了本研究以往用传统的 GEE 方法研究得到的累积内毒素与慢性 FEV_1 改变呈负相关关系的结论。

（8）工人在调查初期的工龄越短，短时期内发生 FEV_1 值降低超过基线 FEV_1 值的 10% 的速度就越快，发生率就越高，表明他们受到内毒素暴露影响更严重。

总之，棉纺织工人无论在工人参与调查的遴选初期，还是在跟踪调查的过程中，均存在健康工人效应。这两种健康工人效应都会使本研究应用 GEE 模型对棉尘或者内毒素暴露对棉纺织工人肺功能的影响的估计值偏低。也就是说，棉尘或者内毒素暴露对棉纺织工人肺功能的影响情况可能远比研究估计的更加严重。

6　健康工人效应对研究结果的影响

  GEE 模型可以考虑到重复测量研究中同一样本在不同时间的测量中的相关性，但却无法解决职业暴露重复测量研究中的健康工人效应问题。边缘结构模型（MSM）可以很好地进行暴露估计和解决研究中存在的健康工人效应，它既是以往暴露的结果，也是后续暴露水平的影响因素的变量的工具。但是，边缘结构模型也有其局限性。[①] 当研究中存在一个变量，使得暴露水平在这一变量达到一定值时，所有调查对象都在一个固定的暴露水平下，边缘结构模型的系数估计就会产生偏差。由于这种偏差的存在，边缘结构模型不能应用于职业暴露跟踪调查研究中。比如，研究一种暴露于某种金属粉尘的职业暴露跟踪研究，如果存在一个变量 k，表明调查对象是否离开工作岗位，1 为调查对象个体仍然在岗，0 为调查对象个体已经离开岗位。也就是说，对于任何调查对象个体，当 k = 0 时，暴露量为 0。

  ① Robins J. M., Hernan M. A., Brumback B., "Marginal Structural Models and Causal Inference in Epidemiology," *Epidemiology*, 2000 (11).

边缘结构模型的这一局限大大限制了它在职业暴露领域的应用，使得在职业暴露研究中无法有效地利用 MSM 的优点来消除传统 GEE 模型中健康工人效应对模型系数估计所产生的偏差。本章将研究在职业暴露研究中使用改进的 MSM 的方法及其对结果的影响。

6.1　边缘结构方程应用于暴露跟踪研究的条件和假设

边缘结构方程应用于职业暴露跟踪调查研究的条件包括以下几点：一是该跟踪调查的调查对象抽样为随机抽样，符合随机抽样的互换性等特质；二是存在一个时变变量，这个时变变量受过去暴露水平的影响；三是同时这一时变变量也会影响未来的暴露水平。满足这两个条件的变量称为时变混杂变量。

以研究棉纺织工人的棉尘暴露对肺功能的影响为例。假设调查对象数量为 n，跟踪时间为 y 年，调查次数为 N，是否已停止暴露为 R（0 表示仍在暴露中，1 表示已停止暴露），FEV_1 为 Y，是否有呼吸系统疾病为 L（0 表示没有，1 表示有），年龄为 G，身高为 H，累积棉尘暴露量水平为 A（低或者高对应 0 或者 1），删失为 C（0 表示未删失，1 表示已删失）。

首先要做的是避免存在变量 k，当 k 为一定值时，所有调查对象的暴露量为某一个定值。在本例中，是否已停止暴露就是这样的变量 k。当变量 R 取值为 1 时，工人处于已停止暴露状态，工人的暴露量为 0。

　　本研究针对这一问题进行了对数据的取舍以及对删失的假设。基于本研究第 5 章针对健康工人效应的研究，棉纺织工人提前退休与低 FEV_1 水平等肺功能相关指标有显著的统计学相关性，这表明工人的提前退休与健康工人效应有关。据此，本研究将删失定义为调查对象在正常状态下未参与某次调查或者调查对象在法定年龄之前退休。在此条件下，所有调查对象取退休前的重复测量数据作为研究对象。这样就避免了存在变量 R，使得 R = 1 时，所有的工人的暴露量为 0 的现象。

　　像所有的因果关系分析模型一样，本研究利用 MSM 模型需要一些必要的假设。第一，假定从跟踪调查中所取得的关于工人健康的数据准确无误。第二，假设时变混杂变量足以考虑到混杂变量和由调查对象未参与调查而产生的选择误差。第三，假设模型对暴露和删失的定义都准确无误。第四，关于 MSM 的指定正确无误。以上的假设也是统计学中所有因果模型的基本假设，虽然绝对的准确无误事实上难以达到，但是大部分研究认为这些假设几乎可以达到。

　　在研究棉纺织工人的棉尘暴露对肺功能影响的例子中，工人是否患有呼吸系统疾病既是以往内毒素及棉尘暴露的结果，同时，由于健康效应的存在，患有呼吸系统疾病的棉纺织工人更不易参与下一次调查（这会造成暴露水平缺失），或者在下一次调查中从高内毒素暴露水平的岗位向低内毒素暴露水平的岗位调动（暴露水平由高变低），或者在下一次调查中提前退休。因此，是否患有呼吸系统疾病就是 MSM 中那个时变混杂变量。

6.2　内毒素暴露的因果图及反概率处理权重

图 6 - 1 为棉纺织工人内毒素暴露对肺功能影响的因果示意。由图 6 - 1 可以看出，是否有呼吸系统疾病既受以往暴露水平的影响（上文已经证明，累积内毒素暴露水平高的工人更易患呼吸系统疾病），同时，是否有呼吸系统疾病也会影响调查对象在下一次调查当中是否会删失。因此，本研究可以将是否有呼吸系统疾病作为边缘结构模型中的时变混杂变量 L。这种情况下，针对删失工人的稳定反概率处理权重可以表示为：

$$SW^* = \frac{\Pr[C = 0|A]}{\Pr[C = 0|A, L]} \tag{6 - 1}$$

其中，C 代表删失，其值为 0 或者 1。当出现棉纺织工人删失时，$C = 1$，反之，$C = 0$。此时的稳定反概率权重是棉纺织工人在内毒素暴露水平为 A 的条件下不发生删失的概率，与工人在混杂时变变量 L（是否患有呼吸系统疾病）和内毒素暴露水平 A 的条件下工人不发生删失的概率之商。当由混杂时变变量同时对响应变量和删失产生影响时，可以采用两种稳定权重同时应用的方法。最终权重为：$SW * SW^*$。

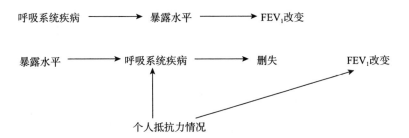

图 6-1 棉纺织工人内毒素暴露对肺功能影响的因果示意

6.3 IPW 的算法过程

综合以上的处理和假设，本研究中的边缘结构方程的 IPW 的算法过程比较复杂，为了便于理解，可以由以下例子描述。假设有表 6-1 所示的一组数据，其中，暴露水平为 A，即内毒素暴露水平高或者低，L 为受以往暴露影响，同时又影响未来暴露的时变变量，即呼吸系统疾病发生与否，Y 为研究所关注的响应变量，即 FEV_1。为简化计算，假设响应变量 Y 为二分量（0 或者 1），即 FEV_1 水平高或者低，表格中所示数据为调查对象数量。

表 6-1 IPW 计算例子数据

	L = 0		L = 1	
	Y = 1	Y = 0	Y = 1	Y = 0
A = 1	1	3	6	3
A = 0	1	3	2	1

当所求的 IPW 为非稳定权重时，图 6 – 2 至图 6 – 4 显示了其计算过程。图 6 – 2 为 IPW 计算例子的数据以及根据此数据计算的各种情况发生的概率。图 6 – 3 表示了非稳定 IPW 的计算过程。非稳定 IPW 平衡了在不同的时变变量 L 的情况下，A 取不同值时的概率。但是经处理后，调查对象的总人数变为原有数据的 2 倍。图 6 – 4 表示了稳定 IPW 的计算过程。稳定 IPW 也平衡了在不同的时变变量 L 的情况下，A 取不同值时的概率。但是其优点表现在，经处理后，调查对象的总人数仍然与原数据的调查对象总数相同。

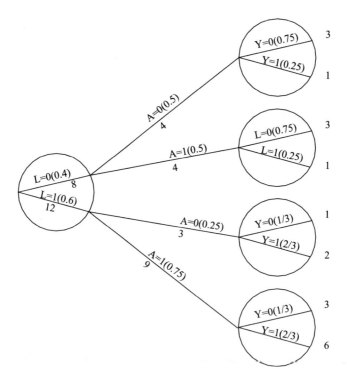

图 6 – 2　数据原本的分布

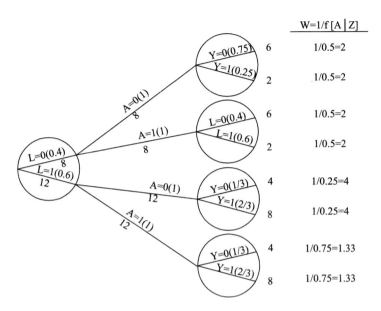

图 6 - 3 IPW 非稳定权重的计算过程

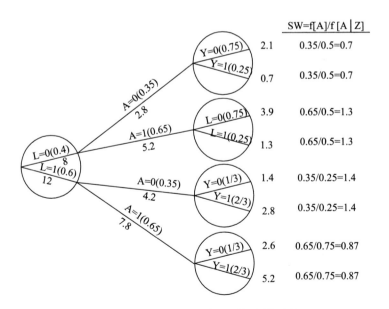

图 6 - 4 IPW 稳定权重的计算过程

当模型中不存在时变变量 L（t）时，假设 T 是每个调查对象达到 FEV_1 第一次下降超过基线 FEV_1 值的 10% 的时间变量，T 从调查开始时算起，单位为年；内毒素暴露水平变量 A（t），当累积内毒素暴露水平为高水平时，A（t）为 1，低水平时，A（t）为 0；用上标横线表示变量的历史累积水平，比如 $\bar{A}$（t）＝ ｛A（u）；0 ≤ u < t｝ 表示从调查开始到 t 时间的累积内毒素暴露水平；令 V 是在 1981 年测量时的所有其他变量，则在条件 V 下的调查对象达到 FEV_1 第一次下降超过 1981 年的 10% 的发生概率为 λ_T（t｜$\bar{A}$（t），V）。

这时，模型可以表示为：

$$\lambda_T(t|\bar{A}(t),V) = \lambda_0(t)\exp(\gamma_1 A(t) + \gamma_2 V) \qquad (6-2)$$

下标 T 仅表示此概率是 T 的函数。在本研究中，V 包括年龄、身高、性别、吸烟量等变量。

当不存在时变变量 L（t）时，系数估计 $\dot{\gamma}_1$ 是对调查对象达到 FEV_1 第一次下降超过 1981 年的 10% 的发生概率 γ_1 的一个无偏估计。但是，当模型中存在时变变量 L（t）时，即使模型当中放入 L（t），这时对调查对象达到 FEV_1 第一次下降超过 1981 年的 10% 的发生概率 γ_1 的估计就变成了一个有偏估计。如以上所述，在模型中添加稳定权重可以消除这一有偏估计的偏差，这一稳定权重可以表示为：

$$sw_i(t) = \prod_{k=0}^{\text{int}(t)} \frac{pr(A(k) = a_i(k) \mid \bar{A}(k-1) = \bar{a}_i(k-1), V = v_i)}{pr(A(k) = a_i(k) \mid \bar{A}(k-1) = \bar{a}_i(k-1), \bar{L}(k) = \bar{l}_i(k))}$$

$$(6-3)$$

上式中，int（t）为 t 的最大值。为得到 IPTW 的部分似然估计，上式中当 $k-1 = -1$ 时，定义 $\bar{A}$（-1）$= 0$。

同理，关于删失的稳定权重可以表示为：

$$sw_i^{\ *}(t) =$$

$$\prod_{k=0}^{t} \frac{pr(C(k) = 0 \mid \bar{C}(k-1) = 0, \bar{A}(k-1) = \bar{a}_i(k-1), V = v_i)}{pr(C(k) = 0 \mid \bar{C}(k-1) = 0, \bar{A}(k-1) = \bar{a}_i(k-1), \bar{L}(k) = \bar{l}_i(k))}$$

$$(6-4)$$

为得到 IPTW 的部分似然估计，上式中当 $k-1 = -1$ 时，定义 $\bar{A}$（-1）$= 0$，$\bar{C}$（-1）$= 0$。

最终的模型稳定权重为 sw_i（t）$\times sw_i^{\ *}(t)$。

6.4 MSM 与 GEE 模型的结果比较

表 6-2 和表 6-3 显示了利用 GEE 和 MSM 模型对棉纺织工人第一次 FEV_1 下降超过基线 FEV_1 值的 10% 的让步比进行估计的结果。从表 6-2 和表 6-3 可以看出，两种模型对年龄、身高以及总吸烟量对棉纺织工人 FEV_1 改变的系数估计基本一致。在高水平的 5 年滞后效应期累积内毒素暴露值对工人 FEV_1 下降影响的系数估计上，MSM 模型明显得出了比 GEE 模型更加具有统计学显著性的结果，同时系数估计值也是 GEE 模型的 2 倍多。这表明，以往的 GEE 模型在没有考虑到健康工人效应时，低估了 5 年滞后效应期累积内毒素暴露对工人肺功能的影响，在通过 MSM 消除了健康工人效应对棉纺织工人的影响后，

内毒素暴露水平对棉纺织工人肺功能的影响更加清晰，MSM 模型改善了 GEE 模型在健康工人效应存在的条件下对内毒素暴露的过低估计，还原了 5 年滞后效应期内毒素暴露对棉纺织工人 FEV_1 慢性改变影响的真实水平。

表 6 - 2　GEE 模型对棉纺织工人第一次 FEV_1 下降到基线 FEV_1 值的 10% 的让步比估计[1]

	GEE 模型	
	系数估计值 ± 标准误	p 值
年龄	1.03（1.01，1.05）	0.01
身高（cm）	0.98（0.95，1.02）	0.30
男性	1.57（0.88，2.80）	0.13
总吸烟量（包/年）	1.01（0.99，1.03）	0.32
5 年滞后效应期累积内毒素暴露[2]，高水平	1.20（0.30，1.73）	0.34

[1] 让步比是通过模型根据年龄、性别、身高和总吸烟量调整后的；在 GEE 模型中，除性别、身高外的所有变量均为时变变量；响应变量为第一次 FEV_1 值下降超过基线 FEV_1 值的 10% 的让步比。

[2] 在 1981 年工龄小于 5 年的棉纺织工人的 5 年滞后效应期累积内毒素暴露按低水平计算。

表 6 - 3　MSM 模型对棉纺织工人第一次 FEV_1 下降到基线 FEV_1 值的 10% 的让步比估计[1]

	MSM 模型	
	系数估计值 ± 标准误	p 值
年龄	1.05（0.99，1.11）	0.11
身高（cm）	0.97（0.91，1.03）	0.31
男性	2.25（0.70，7.24）	0.01

	MSM 模型	
	系数估计值 ± 标准误	p 值
总吸烟量（包/年）	1.00（0.96，1.03）	0.84
5 年滞后效应期累积内毒素暴露[2)]，高水平	2.56（0.91，7.24）	0.07

[1)] 让步比是通过模型根据年龄、性别、身高和总吸烟量调整后的；在 GEE 模型中，除性别、身高外的所有变量均为时变变量；响应变量为第一次 FEV_1 值下降超过基线 FEV_1 值的 10% 的让步比。

[2)] 在 1981 年工龄小于 5 年的棉纺织工人的 5 年滞后效应期累积内毒素暴露按低水平计算。

MSM 模型改善了 GEE 模型在健康工人效应存在的条件下对吸烟量的过低估计，还原了累积吸烟量对棉纺织工人 FEV_1 慢性改变影响的真实水平。

6.5　调整后的 MSM 模型的局限性

虽然改进后的 MSM 模型克服了职业暴露研究中健康工人效应对结果产生的影响，但是，MSM 在应用到职业暴露跟踪调查研究中时，仍然有一定的局限性。

首先，虽然本研究对于边缘结构模型应用于职业暴露研究进行了方法方面的初探，但是仍然存在一定的不足。一是本研究对调查对象的处理方法有一定的局限性，为防止暴露停止这一变量给 MSM 模型带来的偏差，本研究舍弃了所有的已退休调查对象的数据。这使得边缘结构模型无法对退休或者暴露停止对健康的影响进行分析。二是边缘结构模型仅适用于在研究中存在某一中间变量，此变量与以往的暴露有关，又同时会影响后续的暴露水平，如本例中的呼吸系统疾病。

其次，关于 MSM 模型应用于职业暴露的跟踪调查研究的稳固性还需要进一步的研究确定，MSM 能否推广于其他职业暴露调查研究的领域也有待进一步的验证。

6.6　本章小结

（1）调整过的 MSM 模型克服了以往 MSM 不能用于职业暴露跟踪调查研究的局限性，尤其可以用来处理存在健康工人效应的职业暴露跟踪调查数据。

（2）经过改进的 MSM 应用于 FEV_1 – 内毒素暴露模型后，与以往的 GEE 模型相比，对暴露对肺功能影响估计的准确性明显提高，挖掘了被健康工人效应所掩盖的内毒素对工人肺功能影响的真相，从一定程度上克服了健康工人效应所造成的暴露对肺功能影响估计过低的现象。

（3）MSM 模型的另一个优点是它是一个因果模型。以往的 GEE 模型里，研究者只能得出暴露和肺功能改变存在关系的判断，但是无法得出二者具有因果关系的判断。MSM 模型证明了内毒素暴露导致棉纺织工人慢性肺功能下降的因果关系。

（4）对工人在初期遴选过程中进行按工龄分组研究以及利用 MSM 模型减少跟踪过程中的健康工人效应的结合可以更好地对暴露对工人健康的影响作出准确的估计。

（5）虽然本研究对于边缘结构模型应用于职业暴露研究进行了方法方面的初探，但是仍然存在一定的不足。本研究对调查对象的处理过程中舍弃了已经退休的工人的数据，这使得边缘结构模型无法对退休或者暴露停止对健康的影响进行分析。

7 暴露对工人健康影响的数据处理与通用程序

7.1 调查对象资料组的建立

虽然目前大多数的职业健康研究者通过采用 SAS 及 R 编程的手段对暴露对工人健康的影响数据进行分析研究，但是当调查对象量过多、数据量过大、原始数据收集存在较多缺陷时，SAS 编程过程往往成为一项艰巨而漫长的工程，长达几万行的 SAS 程序也很常见。同时，基于不同数据库的 SAS 及 R 程序的 GEE 及 MSM 模型实现需要经过复杂的计算和推理，尤其是针对 MSM 的三次样条函数稳定及非稳定权重的计算更为复杂。鉴于此，提供本研究经过长时间计算、论证后，通过跟踪调查得到的重复测量数据从而进行暴露对工人健康影响研究的数据处理过程和 SAS 及 R 通用程序，对未来研究人员进行相关的研究及计算编程有着重要的参考意义。

这一过程首要的问题，是得到可以应用于 SAS 程序，或者研究者所需要的调查对象资料库。研究者根据研究设计所规定的或者研究者需要收集调查对象的各种信息，并将其录入 SAS 软件或者其他数据存储软件。这些用于研究暴露对工人健康影响的调查对象资料库通常包括调查对象编号、研究者所关注的响应变量、研究者所关注的暴露变量、年龄、性别、身高、种族等在人体基本物理特征和性质上相互区别的变量。数据需要经过专门培训的人员进行收集，确保数据的真实性和准确性，避免调查对象及受试者对数据收集过程中各个环节的误解，进而导致数据偏差。数据录入后需进行多次核对，确认没有数据录入错误。一般采用多人单次录入的方式（double check）来避免录入错误，尤其是调查对象较多、数据较复杂的调查。最后由研究者通过 SAS 软件建立 SAS 数据库，必要的时候对数据进行处理，以便使数据达到研究者所要求的标准。

一个合格准确的数据库可作为 SAS 程序下的一种数据库，也可以通过转换过程转入 Access 等众多的数据库软件当中进行分析研究。

7.2　跟踪调查数据组的数据处理

为了能够达到 GEE、GLM 及 MSM 模型可以利用的程度，数据组建立以后，需要对数据组的数据进行必要的处理。这一过程可以通过 SAS 的数据步实现。现场采集到的数据可能与研究者理想中的数据有差距，这些差距包括数据的分布为非正态分布、数据的单位不统一或者不合乎国际惯例、数据需要进行分组或者分类（连续变量的分组切割）、需要通过已有的数据经数学公式变换后才能得到所需要的数据等。

首先，当数据的分布为非正态分布时，可以采取一些适当的变换使得数据成为正态分布或者近似于正态分布。变换的方法包括指数变换、对数变换、倒数变换以及其他一些变换。其次，统一研究数据的单位。再次，对数据按需求进行分组或者分类。最后，通过公式计算等将所需要的数据进行变换。

另外，GEE 和 MSM 模型都要求对每一个调查对象的每一条数据按顺序进行记录，并将调查对象历次的调查记录进行统一顺序编号，比如第一个调查对象的六次调查编号为 1 ~ 6，第二个调查对象的六次调查编号为 7 ~ 12，以此类推。这一般与调查过程中所录入的数据库不同。调查录入过程中，为了节省时间，同一调查对象在同一行一般有历次调查的全部数据记录。为 GEE 和 MSM 准备数据的过程可以由 SAS 数据步来实现。附件 A 中列出了为 GEE 模型所准备的 SAS 数据库的程序。

7.3　GEE 模型的 SAS 通用程序

附件 A 为当研究数据为跟踪性职业暴露调查研究所得到的重复测量数据时，GEE 模型在 SAS 软件中的通用程序，使用者仅需将数据处理后的相关研究变量及作业相关矩阵的结构类型

（共有 6 种）填入程序的文字部分，即可实现对处理后数据的响应变量—暴露水平的剂量反应关系建模。另外，在 repeated 语句后，可以用 where 语句规定所选调查对象组的条件。附件 A 给出了本研究的 GEE 模型的 SAS 程序供参考（请注意程序中的分号代表一个 SAS 语句的结束，在程序中必不可少）。

7.4　MSM 模型的 SAS 通用程序

附件 B 为当研究数据为跟踪性职业暴露调查研究所得到的重复测量数据时，MSM 模型在 SAS 软件中的通用程序，使用者仅需将数据处理后的相关研究变量及其他所需研究方法填入程序的文字部分，即可实现对处理后数据的响应变量—暴露水平的剂量反应关系建模。** 内的部分是为了便于理解，对下一节数据步的解释说明部分，在 SAS 运行时可以删掉。具体的运行参数及语句请参考 SAS 软件的帮助文件。

7.5　惩罚样条函数的 R 软件通用程序

惩罚样条函数理论上也可以由 SAS 软件实现。但是目前的 SAS 软件中的惩罚样条函数还有许多无法实现的部分。因此，采用著名的统计和制图软件 R 更加容易达到目的。而且，R 软件可以与 SAS 实现数据间的转换和共享，R 软件的制图功能明显优于 SAS 软件。在此，不再对 R 软件做过多的介绍，仅将利用 R 软件实现惩罚样条函数的过程和程序列出，研究者可以直接利用这些程序在替换了所需的变量后进行研究。** 内的部分是为了便于理解，对下一节数据步的解释说明部分，在 R 运行时可以删掉。附件 C 给出了本研究的惩罚样条函数的 R 程序供参考。具体的运行参数及语句请参考 R 软件的帮助文件。

8　结论

通过本研究得到如下主要结论。

（1）棉纺织工人的长期棉尘及内毒素暴露会对肺功能产生慢性影响，造成 FEV_1 值降低。

（2）内毒素暴露停止可以使棉纺织工人 FEV_1 下降速度减缓，暴露停止的时间越长，FEV_1 下降速度越慢。

（3）内毒素暴露停止的时间与棉纺织工人 FEV_1 改变呈二次曲线关系，在暴露停止 10 年左右，棉纺织工人 FEV_1 下降速度达到最低值，而对照组工人的退休时间与工人 FEV_1 下降速度减缓则成直线关系。

（4）棉纺织工人呼吸系统疾病发病与近 5 年内的内毒素暴露有关系，内毒素暴露越高，工人出现呼吸系统疾病的概率越高。

（5）棉纺织工人累积内毒素暴露与工人的 FEV_1 的降低之间存在 5～10 年的滞后效应期，而近 5 年的内毒素暴露与工人 FEV_1 降低之间的关系不显著。

（6）在调查初期遴选工人时存在健康工人效应，被选入研究调查对象组的工人，工龄长的工人比那些工龄短的工人更加健康。

（7）棉纺织工人在工作过程中存在健康工人效应，肺功能较好、呼吸系统疾病较少的工人更容易继续在棉纺织厂工作。

（8）健康工人效应更容易在女性棉纺织工人中发生。

（9）推广和发展了 James Robins 和 Herman M. A. 的边缘结构方程模型的应用，通过利用边缘结构方程，减少了传统模型对职业暴露的过低估计，真实地反映了暴露对工人健康的影响情况。

本研究的主要创新体现在如下几个方面。

（1）为肺功能下降水平（率）和长期棉尘与内毒素暴露之间的关系建模。

（2）量化了棉尘暴露终止足够长时间的棉纺织工人内毒素暴露与肺功能改变的关系，提出了内毒素暴露与棉纺织工人肺功能改变之间存在 5～10 年的滞后效应。

（3）提出了棉尘暴露终止时间与棉纺织工人内毒素暴露之间的二次函数关系。

（4）量化了棉纺织工人在内毒素暴露过程中的健康工人效应。

（5）尝试了将改进的边缘结构方程应用于长期跟踪职业暴露的研究。

虽然本研究是跟踪率相对较高、跟踪时间相对较长的前瞻性队列研究，但是仍然存在诸多不足之处。

首先，本研究对调查对象的暴露估计采用的是车间大环境采集尘样后计算个人暴露量，而不是采用个人佩戴采样器估计暴露量，这会导致对个别工人在特殊工作位置时若出现尘量波动，研究当中无法反映出相应的问题。但是在基于本调查的另一篇已发表的论文中，Amar Mehta 发现当采取这种方法估计棉尘暴露量和内毒素暴露量时，采用车间采样的方法能够解释个人采样的 87% 以上。

其次，采用每 5 年间隔一次的棉尘及内毒素暴露量估计无法考虑到内毒素随季节等原因变化的情况。

最后，MSM 模型以及 GEE 模型在程序化基础上的软件实现还有待于开发和研究。

参考文献

［1］ Wang X. R. , Zhang H. X. , Sun B. X. , et al. , "A 20-year Fol-low-up Study on Shronic Respiratory Effects of Exposure to Cotton Dust," *Eur Respir J*, 2005 (26).

［2］ Oldenburg M. , Latza U. , Baur X. , "Exposure-response Re-lationship between Endotoxin Exposure and Lung Function Im-pairment in Cotton Textile Workers," *Int Arch Occup Environ Health*, 2007 (8).

［3］ Wang X. R. , Zhang H. X. , Sun B. X. , et al. , "Cross-shift Airway Responses and Long-term Decline in FEV1 in Cotton Textile Workers," *Am J Respir Crit Care Med*, 2008 (177).

［4］ 陈佳琪:《试析近代中国棉纺织工业技术进步问题》,《云南大学学报》(社会科学版) 2009 年第 3 期。

［5］ 姚穆:《中国棉纺织工业面临的形势与任务》,《棉纺织技术》2009 年第 3 期。

［6］ 辛业志、吴富元、李凤英:《有机粉尘与肺疾患》,中南

工业大学出版社，1992。

[7] 黄丽蓉、杨丽文、郑洁萍：《94 例棉尘作业女工肺通气功能测定分析》，《中国职业医学》2000 年第 3 期。

[8] 贾力、杨宪普、光在省：《棉尘对纺织女工肺通气功能的影响》，《职业与健康》2000 年第 9 期。

[9] 中华人民共和国卫生部：《尘肺诊断标准》，2009。

[10] 王世俊：《临床职业病学》，北京医科大学出版社，1994。

[11] 陈银苹、范红敏、袁聚祥等：《某煤矿不同年代煤工尘肺发病情况调查》，《中国公共卫生》2009 年第 5 期。

[12] 李小萍、葛宪民、陈长发等：《广西有色金属冶炼行业尘肺流行病学调查》，《中国职业医学》2009 年第 2 期。

[13] 张学美、任建兰、杨玉龙：《矽肺、煤工尘肺、铸工尘肺的发病潜伏期与接尘时间的相关回归分析》，《滨州医学院学报》2009 年第 2 期。

[14] 朱月潜、蔡翔、杨小萍等：《电焊工尘肺危险因素的病例对照研究》，《现代预防医学》2009 年第 8 期。

[15] 王炳森：《水泥尘肺及其水泥小体》，《中华劳动卫生职业病杂志》1996 年第 6 期。

[16] 谢丽莉、廖家武、庞武贵等：《接触水泥生产性粉尘量与尘肺发病的剂量—反应关系研究》，《广西预防医学》2005 年第 2 期。

[17] 魏远驯：《水泥呼吸性粉尘与尘肺的剂量—反应关系》，《实用预防医学》2006 年第 4 期。

[18] 王懋华、尤正千：《石棉水泥尘肺胸部 X 线分析》，《劳动医学》1997 年第 4 期。

[19] 赵霖、李桂荣、邵先宁：《青岛市某石棉厂工人尘肺病人资料分析》，《预防医学文献信息》2002 年第 6 期。

[20] 高谦益：《棉尘问题概述》，《棉纺织技术》1981 年第 2 期。

[21] 秦贤星、闫亚莉、封加德：《某染织厂棉尘危害调查报告》，《中国职业医学》1985 年第 4 期。

[22] 刘元福、王勋、杨玉秀等：《絮褥厂棉尘对工人健康的影响》，《重庆医学》1988 年第 4 期。

[23] 崔常安、司徒国坚、林钦宏等：《广州麻纺工人中棉尘症调查研究》，《暨南大学学报》1989 年第 4 期。

[24] 刘春华、邵冬青、杨春等：《亚麻尘致棉尘病的调查》，《中华劳动卫生职业病杂志》1994 年第 4 期。

[25] Schilling R. S. , "Byssinosis in Cotton and Other Textile Workers," *Lancet*, 1956 (271).

[26] Rylander R. , Snella M. C. , "Acute Inhalation Toxicity of Cotton Plant Dusts," *Br J Ind Med*, 1976 (33).

[27] Wang X. R. , Pan L. D. , Zhang H. X. , et al. , "Follow-up Study of Respiratory Health of Newly-hired Female Cotton Textile Workers," *Am J Ind Med*, 2002 (41).

[28] Astrakianakis G. , Seixas N. S. , Camp J. E. , et al. , "Modeling, Estimation and Validation of Cotton Dust and Endotoxin Exposures in Chinese Textile Operations," *Ann Occup Hyg*,

2006（50）.

［29］ Pernis B. , Vigliani E. C. , Cavagna C. , et al. , "The Role of Bacterial Endotoxins in Occupational Diseases Caused by Inhaling Vegetable Dusts," *Br J Ind Med*, 1961（18）.

［30］ Kennedy S. M. , Christiani D. C. , Eisen E. A. , et al. , "Cotton Dust and Endotoxin Exposure-response Relationships in Cotton Textile Workers," *Am Rev Respir Dis*, 1987（135）.

［31］ Heederik D. , Brouwer R. , Biersteker K. , et al. , "Relationship of Airborne Endotoxin and Bacteria Levels in Pig Farms with the Lung Function and Respiratory Symptoms of Farmers," *Int Arch Occup Environ Health*, 1991（62）.

［32］ 张顺财:《内毒素基础与临床》, 科学出版社, 2002。

［33］ Liu A. H. , Redmon A. H. , "Endotoxin: Friend or Foe?" *Allergy Asthma Proc*, 2001（22）.

［34］ Delaunay A. , "The Bacterial Endotoxins," *Vie Med*, 1961（42）.

［35］ Westphal O. , Luederitz O. , Staub A. M. , "Bacterial Endotoxins," *J Med Pharm Chem*, 1961（4）.

［36］ Rylander R. , Morey P. , "Airborne Endotoxin in Industries Processing Vegetable Fibers," *Am Ind Hyg Assoc J*, 1982（43）.

［37］ Flaherty D. K. , Deck F. H. , Cooper J. , et al. , "Bacterial Endotoxin Isolated from a Water Spray Air Humidification

System as a Putative Agent of Occupation-related Lung Disease," *Infect Immun*, 1984 (43).

[38] Hasday J., Dubin W., Fitzgerald T., et al., "Cigarettes Are a Rich Source of Bacterial Endotoxin," *Chest*, 1996 (109).

[39] Hasan F. M., Teplitz C., Farrugia R., et al., "Lung Function and Structure after Escherichia Coli Endotoxin in Rabbits: Effect of Dose and Rate of Administration," *Circ Shock*, 1984 (13).

[40] Christiani D. C., Wegman D. H., Eisen E. A., et al., "Cotton Dust and Gram-negative Bacterial Endotoxin Correlations in Two Cotton Textile Mills," *Am J Ind Med*, 1993 (23).

[41] Smid T., Heederik D., Houba R., et al., "Dust- and Endotoxin-related Acute Lung Function Changes and Work-related Symptoms in Workers in the Animal Feed Industry," *Am J Ind Med*, 1994 (25).

[42] Stetson C. A., Jr., "Symposium on Bacterial Endotoxins. IV. Immunological Aspects of the Host Reaction to Endotoxins," *Bacteriol Rev*, 1961 (25).

[43] Michel O., Nagy A. M., Schroeven M., et al., "Dose-response Relationship to Inhaled Endotoxin in Normal Subjects," *Am J Respir Crit Care Med*, 1997 (156).

[44] 郑兆龄、赖东耀、周学祝:《棉屑沉着病卫生学调查研究和机制探讨》,《江西医药杂志》1965 年第 5 期。

［45］ 袁建国、纪福民、毛海泉：《棉尘对女工呼吸系统的影响》，《中国工业医学杂志》2006 年第 5 期。

［46］ Wang X. R. , Zhang H. X. , Sun B. X. , et al. , "Is Chronic Airway Obstruction from Cotton Dust Exposure Reversible?" *Epidemiology*, 2004 (15).

［47］ 沈贻谔、陆培廉、叶葶葶：《几种有机粉尘对肺部损害的研究》，《工业卫生与职业病》1998 年第 24 期。

［48］ Shi N. Y. , Lu P. L. , "Ulmonary Function Study of Retired Cotton Textile Workers and the Relationship to Cigarette Smoking," *Biomed Environ Sci*, 1988 (1).

［49］ Wang X. R. , Eisen E. A. , Zhang H. X. , et al. , "Respiratory Symptoms and Cotton Dust Exposure: Results of a 15 Year Follow up Observation," *Occup Environ Med*, 2003 (60).

［50］ 丁松云、戴蝶英、陈晓笑等：《棉尘及吸烟对肺功能影响的观察》，《南通医学院学报》1994 年第 14 期。

［51］ Schachter E. N. , Kapp M. C. , Maunder L. R. , et al. , "Smoking and Cotton Dust Effects in Cotton Textile Workers: An Analysis of the Shape of the Maximum Expiratory Flow Volume Curve," *Environ Health Perspect*, 1986 (66).

［52］ Bosse R. , Sparrow D. , Garvey A. J. , et al. , "Cigarette Smoking, Aging, and Decline in Pulmonary Function: A Longitudinal Study," *Arch Environ Health*, 1980 (35).

［53］ Su Y. M. , Su J. R. , Sheu J. Y. , et al. , "Additive Effect of Smoking and Cotton Dust Exposure on Respiratory Symptoms and Pulmonary Function of Cotton Textile Workers," *Ind Health*, 2003（41）.

［54］ Greenland S. , Robins J. M. , "Empirical-Bayes Adjustments for Multiple Comparisons Are Sometimes Useful," *Epidemiology*, 1991（2）.

［55］ Hasday J. D. , Bascom R. , Costa J. J. , et al. , "Bacterial Endotoxin Is an Active Component of Cigarette Smoke," *Chest*, 1999（115）.

［56］ Radon K. , Goldberg M. , Becklake M. , "Healthy Worker Effect in Cohort Studies on Chronic Bronchitis," *Scand J Work Environ Health*, 2002（28）.

［57］ Meijers J. M. , Swaen G. M. , Volovics A. , et al. , "Occupational Cohort Studies: the Influence of Design Characteristics on the Healthy Worker Effect," *Int J Epidemiol*, 1989（18）.

［58］ 乔蓉、王绵珍、王治明:《煤矿工人死亡率的健康工人效应控制方法初探》,《中华劳动卫生职业病杂志》1996 年第 1 期。

［59］ 宇传华、余松林:《棉纺织印染厂职工死亡资料的 HWE 及其控制》,《数理医药学杂志》1998 年第 2 期。

［60］ Ferris B. G. , "Epidemiology Standardization Project（American Thoracic Society)," *Am Rev Respir Dis*, 1978 (118).

[61] Zeger S. L., Liang K. Y., "Longitudinal Data Analysis for Discrete and Continuous Outcomes," *Biometrics*, 1986 (42).

[62] 高燕宁、蔡文玮、周纪芗:《广义估计方程 GEE1 与纵向资料的回归分析》,《数理医药学杂志》1994 年第 2 期。

[63] 高燕宁、蔡文玮、刘湘云等:《广义估计方程 GEE1 在婴儿生长监测回归分析中的应用》,《中国卫生统计》1994 年第 5 期。

[64] 陈启光:《纵向研究中重复测量资料的广义估计方程分析》,《中国卫生统计》1995 年第 1 期。

[65] 高燕宁、刘欣华、蔡文玮等:《广义估计方程 GEE2 与 GEE1 的比较》,《数理医药学杂志》1996 年第 4 期。

[66] 陈峰、任仕泉、陆守曾:《非独立试验的组内相关与广义估计方程》,《南通医学院学报》1999 年第 4 期。

[67] 张文彤、田晓燕:《基于广义估计方程的多重应答资料统计分析方法》,《中国卫生统计》2004 年第 3 期。

[68] 陈卫中、杜显刚、张果:《广义估计方程在交叉设计等级资料分析中的应用》,《现代预防医学》2006 年第 7 期。

[69] 华琳、阎岩、刘学宗:《用广义估计方程分析重复测量的定性资料》,《药物流行病学杂志》2006 年第 1 期。

[70] 刘祥、张菊英:《有序多分类重复测量资料的广义估计方程分析》,《四川大学学报》(医学版)2006 年第 5 期。

[71] 赵振、潘晓平、张俊辉:《广义估计方程在纵向资料中的

应用》,《现代预防医学》2006 年第 5 期。

［72］邰艳晖、姜庆五:《用广义估计方程估计数量性状的家庭相关》,《中华流行病学杂志》2003 年第 5 期。

［73］吴海磊、钱吉生、徐兴大:《用广义估计方程研究大气污染对 SARS 发病的影响》,《中国国境卫生检疫杂志》2005 年第 1 期。

［74］杨坤达:《用广义估计方程对儿茶素和其它抗氧化剂在植物油中的抗氧化性能比较和分析》,《茶叶通讯》2006 年第 1 期。

［75］杨坤达:《大小叶种儿茶素在植物油中抗氧化性数据的广义估计方程法的检验和分析》,《茶叶通讯》2007 年第 3 期。

［76］黄欣欣、洪荣涛、周天枢等:《大气污染与疾病关系的相关及广义估计方程分析》,《中国预防医学杂志》2008 年第 2 期。

［77］Thurston S. W. , Eisen E. A. , Schwartz J. , "Smoothing in Survival Models: An Application to Workers Exposed to Metalworking Fluids," , *Epidemiology*, 2002 (13).

［78］Cai T. , Betensky R. A. , "Hazard Regression for Interval-censored Data with Penalized Spline," *Biometrics*, 2003 (59).

［79］Agalliu I. , Eisen E. A. , Kriebel D. , et al. , "A Biological Approach to Characterizing Exposure to Metalworking Fluids and Risk of Prostate Cancer (United States)," *Cancer Causes Control*, 2005 (16).

[80] Agalliu I. , Kriebel D. , Quinn M. M. , et al. , "Prostate cancer Incidence in Relation to Time Windows of Exposure to Metalworking Fluids in the Auto Industry," *Epidemiology*, 2005 (16).

[81] Govindarajulu U. S. , Spiegelman D. , Thurston S. W. , et al. , "Comparing Smoothing Techniques in Cox Models for Exposure-response Relationships," *Stat Med*, 2007 (26).

[82] Zhang G. , Little R. , "Extensions of the Penalized Spline of Propensity Prediction Method of Imputation," *Biometrics*, 2008.

[83] Friesen M. C. , Costello S. , Eisen E. A. , "Quantitative Exposure to Metalworking Fluids and Bladder Cancer Incidence in a Cohort of Autoworkers," *Am J Epidemiol*, 2009 (169).

[84] Akaike, Hirotsugu, "A New Look at the Statistical Model Identification," *IEEE Transactions on Automatic Control*, 1974 (19).

[85] Eisen E. A. , Agalliu I. , Thurston S. W. , et al. , "Smoothing in Occupational Cohort Studies: An Illustration Based on Penalised Splines," *Occup Environ Med*, 2004 (61).

[86] Zeka A. , Eisen E. A. , Kriebel D. , et al. , "Risk of Up-

per Aerodigestive Tract Cancers in a Case-cohort Study of Au-toworkers Exposed to Metalworking Fluids," *Occup Environ Med*, 2004 (61).

[87] Applebaum K. M. , Malloy E. J. , Eisen E. A. , "Reducing Healthy Worker Survivor Bias by Restricting Date of Hire in a Cohort Study of Vermont Granite Workers," *Occup Environ Med*, 2007 (64).

[88] Malloy E. J. , Miller K. L. , Eisen E. A. , "Rectal Cancer and Exposure to Metalworking Fluids in the Automobile Man-ufacturing Industry," *Occup Environ Med*, 2007 (64).

[89] Robins J. , "Marginal Structural Models," *1997 Proceedings of the Section on Bayesian Statistical Science.* 1998, Alexan-dria, Virginia: American Statistical Association, 1998.

[90] Robins J. , "Marginal Structural Models Versus Structural Nested Models as Tools for Causal Inference," in *Statistical Models in Epidemiology: The Environment and Clinial Tri-als.* 1999, New York: Springerverlag, 1999.

[91] Robins J. M. , "Correction for Non-compliance in Equiva-lence Trials," *Stat Med*, 1998 (17).

[92] Christiani D. C. , Wang X. R. , Pan L. D. , et al. , "Longi-tudinal Changes in Pulmonary Function and Respiratory Symp-toms in Cotton Textile Workers. A 15-yr Follow-up Study," *Am J Respir Crit Care Med*, 2001 (163).

[93] Zuskin E. , Ivankovic D. , Schachter E. N. , et al. , " A Ten-year Follow-up Study of Cotton Textile Workers," *Am Rev Respir Dis*, 1991 (143).

[94] Sherman C. B. , Xu X. , Speizer F. E. , et al. , "Longitudinal Lung Function Decline in Subjects with Respiratory Symptoms," *Am Rev Respir Dis*, 1992 (146).

[95] Mandryk J. , Alwis K. U. , Hocking A. D. , "Work-related Symptoms and Dose-response Relationships for Personal Exposures and Pulmonary Function among Woodworkers," *Am J Ind Med*, 1999 (35).

[96] Checkoway H. , Pearce N. , Hickey J. L. , et al. , "Latency Analysis in Occupational Epidemiology," *Arch Environ Health*, 1990 (45).

[97] Wernli K. J. , Ray R. M. , Gao D. L. , et al. , "Occupational Exposures and Ovarian Cancer in Textile Workers," *Epidemiology*, 2008 (19).

[98] Salvan A. , Stayner L. , Steenland K. , et al. , "Selecting an Exposure Lag Period," *Epidemiology*, 1995 (6).

[99] Vernooy J. H. , Dentener M. A. , Van Suylen R. J. , et al. , "Long-term Intratracheal Lipopolysaccharide Exposure in Mice Results in Chronic Lung Inflammation and Persistent Pathology," *Am J Respir Cell Mol Biol*, 2002 (26).

[100] Christiani D. C. , Eisen E. A. , Wegman D. H. , et al. ,

"Respiratory Disease in Cotton Textile Workers in the People's Republic of China. I. Respiratory Symptoms," *Scand J Work Environ Health*, 1986 (12).

[101] Arrighi H. M. , Hertz-Picciotto I. , "The Evolving Concept of the Healthy Worker Survivor Effect," *Epidemiology*, 1994 (5).

[102] Siebert U. , Rothenbacher D. , Daniel U. , et al. , "Demonstration of the Healthy Worker Survivor Effect in a Cohort of Workers in the Construction Industry," *Occup Environ Med*, 2001 (58).

[103] Sobala W. , "Definition, Characteristics and Methods of Reducing the Healthy Worker Effect," *Med Pr*, 2008 (59).

[104] Wen C. P. , Tsai S. P. , et al. , "Anatomy of the Healthy Worker Effect: A Critical Review," *J occup Med*, 1982 (25).

[105] Walter S. D. , "Cause-deleted Proportional Mortality Analysis and the Healthy Worker Effect," *Stat Med*, 1986 (5).

[106] Bell C. M. , Coleman D. A. , "Models of the Healthy Worker Effect in Industrial Cohorts," *Stat Med*, 1987 (6).

[107] Carpenter L. M. , "Some Observations on the Healthy Worker Effect," *Br J Ind Med*, 1987 (44).

[108] Wilcosky T. , Wing S. , "The Healthy Worker Effect. Selection of Workers and Work Forces," *Scand J Work Envi-*

ron Health, 1987 (13).

[109] Howe G. R. , Chiarelli A. M. , Lindsay J. P. , " Compo-
nents and Modifiers of the Healthy Worker Effect: Evi-
dence from Three Occupational Cohorts and Implications for
Industrial Compensation," *Am J Epidemiol*, 1988 (128).

[110] Melkild A. , " The General Population as a Reference
Group. A Discussion of the Concept of the Healthy Worker
Effect," *Tidsskr Nor Laegeforen*, 1989 (109).

[111] Eisen E. A. , Wegman D. H. , Louis T. A. , et al. , "Healthy
Worker Effect in a Longitudinal Study of One-second Forced
Expiratory Volume (FEV1) and Chronic Exposure to Granite
Dust," *Int J Epidemiol*, 1995 (24).

[112] Salvan A. , Stayner L. , Steenland K. , et al. , "Selecting
an Exposure Lag Period," *Epidemiology*, 1995 (6).

[113] Zock J. P. , Heederik D. , Doekes G. , " Evaluation of
Chronic Respiratory Effects in the Potato Processing Indus-
try: Indications of a Healthy Worker Effect? " *Occup Envi-
ron Med*, 1998 (55).

[114] Gridley G. , Nyren O. , Dosemeci M. , et al. , "Is There a
Healthy Worker Effect for Cancer Incidence among Women in
Sweden?" *Am J Ind Med*, 1999 (36).

[115] Baillargeon J. , "Characteristics of the Healthy Worker Ef-
fect," *Occup Med*, 2001 (16).

[116] McGeoghegan D. , "Healthy Worker Effect," *J Radiol Prot.* 2002 (22).

[117] Braback L. , Hjern A. , Rasmussen F. , "Selective Migration Contributes to a Healthy Worker Effect in the Farming Population," *J Clin Epidemiol*, 2006 (59).

[118] 金亚平:《从日本大型工业系统的工人死亡记录中观察到的健康工人效应》,《预防医学情报杂志》1990 年第 3 期。

[119] 余松林、宇传华:《健康工人效应及其控制方法》,《湖北预防医学杂志》1992 年第 2 期。

[120] 宇传华、余松林:《"健康工人效应 (HWE)" 及其控制方法》,《预防医学情报杂志》1992 年第 2 期。

[121] 乔蓉、王绵珍、王治明:《煤矿工人死亡率的健康工人效应控制方法初探》,《中华劳动卫生职业病杂志》1996 年第 1 期。

[122] Robins J. M. , Hernan M. A. , Brumback B. , "Marginal Structural Models and Causal Inference in Epidemiology," *Epidemiology*, 2000 (11).

[123] Ali N. A. , Nafees A. A. , Fatmi Z. , et al. , "Dose-response of Cotton Dust Exposure with Lung Function among Textile Workers: MultiTex Study in Karachi, Pakistan," *International Journal of Occupational and Environmental Medicine*, 2018 (3).

[124] Daba Wami S. , Chercos D. H. , Dessie A. , et al. , "Cotton Dust Exposure and Self-reported Respiratory Symptoms among Textile Factory Workers in Northwest Ethiopia: A Comparative Cross-sectional Study," *Journal of Occupational Medicine & Toxicology*, 2018 (1).

[125] Anyfantis I. D. , Rachiotis G. , Hadjichristodoulou C. , et al. , "Respiratory Symptoms and Lung Function among Greek Cotton Industry Workers: A Cross-Sectional Study," *Int J Occup Environ Med*, 2017 (1).

[126] Huang X. , "Cotton Dust Exposure and Risk of Lung Cancer: A Meta-analysis of Observational Studies," *Medicine (Baltimore)*, 2020 (14).

[127] Zhao G. , Ronda E. , Cea L. , Pulido J. , et al. , "Mortality by Cause of Death and Risk Behaviors in Farmers Versus Non-farmers: the Importance of Avoiding the Healthy Worker Effect," *Int Arch Occup Environ Health*, 2019 (4).

[128] Knight D. , Ehrlich R. , Fielding K. , et al. , "Trends in Silicosis Prevalence and the Healthy Worker Effect among Gold Miners in South Africa: A Prevalence Study with Follow up of Employment Status," *BMC Public Health*, 2015.

附录 A　GEE 模型的 SAS 程序

注:/＊…＊/为程序解释说明。由于程序过长,将重复和自定义部分以"…"代替。

```
/＊GEE procedure ＊/
/＊GEE for 25yrs took period values,i ＝1 －5 ＊/
data 数据集;
set 数据集; /＊fev1 decline in each 5 yrs period ＊/
…
array 变量列表;　/＊ cumulative dust of whole life ＊/
array 变量列表;　/＊cumulative endotoxin of whole life ＊/
array 变量列表;　/＊ lagging effect variables: guess there is a 5 yr lagging time ＊/
array 变量列表;　/＊ lagging effect variables: guess there is a 5 yr lagging time, continuous
```

```
cumulative endo * /
...
array 变量列表;
array 变量列表;/* smoke ever * /
array 变量列表;　/* cumulative pack -years * /
array 变量列表;/* cessation years * /
array 变量列表;/* retired * /
/* if have a respiratory symptoms at each survey * /
array 变量列表;
array 变量列表;
array 变量列表;
array 变量列表;
/* if have any respiratory symptoms at each sur-
vey * /
array 变量列表;
/* if take part in survey * /
array 变量列表;
do i =1 to 5;
    fev = afev[ i ];
...
  output;
end;
run;
```

```
/* GEE model */
proc genmod 数据集;
    class 分组变量;
    model 因变量 = 自变量列表;
    repeated subject = id/type = exch;
run;
...
```

附录 B MSM 模型的 SAS 程序

注:∗…∗内的部分为程序解释说明。由于程序过长,将重复和自定义部分以"…"代替。

∗建立有十个节点的三次惩罚样条宏程序∗;

```
% MACRO
  RCSPLINE ( x, knot1, knot2, knot3, knot4, knot5,
knot6,knot7,knot8,knot9,knot10,
  norm = 2 ) ;
  % LOCAL j v7 k tk tk1 t k1 k2;
  % LET v7 = &x; % IF % LENGTH( &v7 ) = 8 % THEN % LET
v7 = % SUBSTR( &v7,1,7 );
    % *Get no.knots,last knot,next to last knot;
      % DO k = 1 % TO 10;
      % IF % QUOTE( &&knot&k ) =  % THEN % GOTO no-
morek;
      % END;
```

```
% LET k = 11;

% nomorek:% LET k = % EVAL( &k - 1 ); % LET k1 = %
EVAL( &k - 1 ); % LET k2 = % EVAL( &k - 2 );

% IF &k < 3 % THEN % PUT ERROR: < 3 KNOTS GIVEN.
NO SPLINE VARIABLES CREATED. ;

        % ELSE % DO;

        % LET tk = &&knot&k;

        % LET tk1 = &&knot&k1;

        DROP _kd_; _kd_ =

        % IF &norm = 0 % THEN 1;

        % ELSE % IF &norm = 1 % THEN &tk - &tk1;

        % ELSE( &tk - &knot1 ) ** .666666666666; ;

                % DO j = 1 % TO &k2;

                % LET t = &&knot&j;

    &v7&j = max( ( &x - &t ) /_kd_,0 ) ** 3 + ( ( &tk1 - &t ) *
max( ( &x - &tk ) /_kd_,0 ) ** 3 - ( &tk - &t ) * max( ( &x -
&tk1 ) /_kd_,0 ) ** 3 ) /( &tk - &tk1 )% STR( ; );

                % END;

    % END;

  % MEND;
* 为 MSM 建立数据文件 * ;
data 数据集;
set 为 GEE 模型准备的数据文件;
```

```
%rcspline(flyr,4.54,4.95,10.37,14.5,19.61);
where ..;
run;


*计算 IPW*;
/*Model*/
proc logistic 数据集;
where ..;
model 因变量=自变量列表;
output ..;
run;


/*Mode2*/
proc logistic 数据集;
where ..;
model 因变量=自变量列表;
output ..;
run;


/*Mode3*/
proc logistic 数据集;
model 因变量=自变量列表;
output ..;
```

```
run;


/* Mode4 */
proc logistic 数据集;
model 因变量 = 自变量列表;
output ..;
run;


data marginal;
merge model1 model2 model3 model4;
by id;
/* variables ending with_0 refer to the numerator
of the weights,
variabels ending with_w refer to the denominator
of the weights */
/* reset the variables for a new patient */
if first.id then do;
k1 = 1; k2 = 1; k3 = 1; k4 = 1;
end;
retain k1 k2 k3 k4;
/* inverse probabolity of censoring weights */
k2 = k2 * p3;
k4 = k4 * p4;
```

```
/* inverse probaboulity of treatment weights */
/* workers under low endotoxin */
if pend = 0 or pend = . then do;
k1 = k1 * p1;
k3 = k3 * p2;
end;
/* workers under high endotoxin this time point */
if lend = 0 and pend = 1  then do;
k1 = k1 * (1 - p1);
k3 = k3 * (1 - p2);
end;
/* stabilized and non stabilized weights */
stabw = (k1 * k2) / (k3 * k4);
nstabw = 1 / (k3 * k4);
run;


* MSM *;
proc genmod 数据集 descending;
class 分组变量;
model 因变量 = 自变量列表;
scwgt 权重变量;
repeated subject = id / type = exch;
run;
```

```
proc genmod 数据集 descending;
class 分组变量;
model 因变量 = 自变量列表;
repeated subject = id/type = exch;
where 条件语句;
run;
```

附录 C 惩罚样条函数的 R 软件程序

注:*…*内的部分为程序解释说明。

由于程序过长,将重复部分以"…"代替。

调用函数库

```
library(mgcv)
library(survival)
```

调用数据

```
data1 < - read.table("test.txt",sep = " \t",h = T)
data < - data1[! is.na(data $ pct)&! is.na(da-
ta $ preend),]
```

拟合模型

```
fit < - coxph( Surv(age,pct) ~ pspline(preend,
df = 5) + mheight + packyrs + cesyr + sex81,data = da-
ta)

> fit
```

* 去除缺失值 *

```
data < - data1 [! is.na(data1 $ pct)&! is.na
(data1 $ preend)&! is.na(data1 $ age)
    &! is.na(data1 $ mheight)&! is.na(data1
$ packyrs)&! is.na(data1 $ cesyr)
    &! is.na(data1 $ sex81),]
```

* 分组数据 *

```
data.low < -data[data $ wyr0 <5,]
data.med < -data[data $ wyr0 <10,]
data.hig < -data[data $ wyr0 <15,]
```

* 拟合惩罚样条函数 *

```
fit < - coxph(Surv(start,stop,pct) ~ pspline
(preend,df =5) +mheight +packyrs +cesyr +sex81,
    data = data,na.action = na.omit)
    fit.low < - coxph(Surv(start,stop,pct) ~ pspline
(preend,df =5) +mheight +packyrs +cesyr +sex81,
    data = data.low,na.action = na.omit)
    fit.med < - coxph(Surv(start,stop,pct) ~ pspline
(preend,df =5) +mheight +packyrs +cesyr +sex81,
    data = data.med,na.action = na.omit)
    fit.hig < - coxph(Surv(start,stop,pct) ~ pspline
```

```
(preend,df =5) +mheight +packyrs +cesyr +sex81,
    data =data.hig,na.action =na.omit)
```

95% 置信区间

```
pred < - predict(fit,type = "terms",se.fit =
TRUE)
    pred.low < - predict(fit.low,type = "terms",
se.fit = TRUE)
    pred.med < - predict(fit.med,type = "terms",
se.fit = TRUE)
    pred.hig < - predict(fit.hig,type = "terms",
se.fit = TRUE)
    beta < -pred $ fit[,1]; se < -pred $ se.fit[,1]
    beta1 < - pred.low $ fit[,1]; se1 < - pred.low
$ se.fit[,1]
    beta2 < - pred.med $ fit[,1]; se2 < - pred.med
$ se.fit[,1]
    beta3 < - pred.hig $ fit[,1]; se3 < - pred.hig
$ se.fit[,1]
```

画图

```
plot(data $ preend,beta,xlab = Preend,ylab = "
Spline prediction",ylim =c( -0.75,0.5))
```

```
#points(x = data $ preend,beta - 1.96 * se,pch =
".")
#points(x = data $ preend,beta + 1.96 * se,pch =
".")


segments(x0 = data $ preend,y0 = rep( - 1.6,n),
x1 = data $ preend,y1 = rep( - 1.45,n))
points(x = data.low $ preend,beta1,col = 2)
points(x = data.med $ preend,beta2,col = 3)
points(x = data.hig $ preend,beta3,col = 4)
```

插图索引

附表索引

缩写和符号

ml：毫升

mg/m^3：毫克/立方米

EU/m^3：单位/立方米

GEE：广义估计方程

AIC：赤池信息准则

FEV_1：第一秒用力呼气容积

MSM：边缘结构模型

GLM：广义线性模型

RR：相关系数

IPW（IPTW）：反概率权重（反概率处理权重）

SW：稳定权重

W：非稳定权重

SMR：标准死亡比

ml/yr：毫升/年

图书在版编目（CIP）数据

棉纺织工人棉尘暴露对肺功能影响的研究／石晶著
. -- 北京：社会科学文献出版社，2023.6
（中国劳动关系学院学术论丛）
ISBN 978 - 7 - 5228 - 1880 - 1

Ⅰ.①棉… Ⅱ.①石… Ⅲ.①棉纺织工业 - 职业危害
- 研究 Ⅳ.①R135

中国国家版本馆 CIP 数据核字（2023）第 094713 号

中国劳动关系学院学术论丛
棉纺织工人棉尘暴露对肺功能影响的研究

著　　者／石　晶

出 版 人／王利民
组稿编辑／任文武
责任编辑／刘如东
责任印制／王京美

出　　版／社会科学文献出版社·城市和绿色发展分社（010）59367143
　　　　　　地址：北京市北三环中路甲29号院华龙大厦　邮编：100029
　　　　　　网址：www.ssap.com.cn
发　　行／社会科学文献出版社（010）59367028
印　　装／三河市东方印刷有限公司

规　　格／开　本：787mm×1092mm　1/16
　　　　　　印　张：13.25　字　数：136千字
版　　次／2023年6月第1版　2023年6月第1次印刷
书　　号／ISBN 978 - 7 - 5228 - 1880 - 1
定　　价／89.00元

读者服务电话：4008918866